高輪医院銀座院長・東海大学医学部客員教授
陰山泰成

お口とお腹のフローラダイエット

口腔内・腸内の常在菌がダイエットの鍵！

知道出版

序章

プロローグ

現在、日本中のどの書店にもダイエットの本の類は、あまたあります。

なぜ、これだけダイエット本が世に出回っているのでしょうか。

おそらくこれまでのダイエット情報では、体重をうまくコントロールできず、目的が達成されなかったからではないでしょうか？


なぜ、これまでのダイエット情報では痩せられないのか。

なぜ、一度は減量に成功してもリバウンドしてしまうのか。


これはダイエット情報の根本的な欠落ですが、最大のポイントは、人体と脳の重大なシステムについての考察が抜けていたからだと我々は考えています。

最新の科学的、医学的な視点から、そして我々の今日までの臨床データから本書を綴っています。


お恥ずかしながら、医者である私はもともと肥満ぎみで、コロナパンデミックにおける自粛生活の中で体重がマックス92キロ（178センチ）までいってしまいました。そんな私が実践したのが、本書で紹介する「フローラダイエット」です。

実践の結果は、現状で75キロ、体脂肪率18パーセント、何より生物学的年齢が、48歳（暦年齢63歳）を維持しています。さらに肉体だけでなく、精神的にも若返った気がしています。

最近は、診療の合間を見て、「若いときにしておけばよかった」と思っていた「バイオリン」や「キックボクシング」の練習に力を入れています。

是非、皆さんも本書の「フローラダイエット」を実践し、理想体重と生物的若返りを成就していただければ幸いです。

フローラダイエットのキーワードは「断続」

〝継続は力だが達人級の意志の強さが必要〟

私の課題であった「失敗続きだった痩身」になぜ成功できたのか、実体験の中で得た教訓から話を進めていきます。

「継続は力なり」という格言は、目標達成には努力の積み重ねが重要であることを指しています。達成したい目標がある場合、継続的な努力を続け、困難にもめげずに進み続けることが必要です。

しかし、頭では理解していても、私にも継続断念の数多くの苦い経験があります。

みなさんには、以下のような経験はないでしょうか?

正月に立てた目標がほぼ開始されなかった、3日坊主に終わってしまった、立てた目標設定がある程度進んだが、なにかをきっかけに中断してしまった、そして元に戻ってしまった。

物事がうまくいかないとき、ふと「継続は力なりは必要なのだろうが、達人級に意志の固い人にしかできないなー」と諦めてしまい平常に戻ってしまう。

失敗や困難が立ちはだかったときに、一時的には「今度こそ!」とは思うものの、継続できず諦めてしまう。

逆境に立ち向かい、物事が思うように進まないときにこそ、目標に向かって地道に歩み続けることが大切！　これを思い実行し続ける。それは正論で、達成できれば立派ですが、「自分には無理だ」と途中であきらめ、自分は凡人と割り切ってしまうものです。

私もそうでした。

凡人にとっての継続は至難の業

失敗続きのダイエットにうんざりする人の気持ちがよくわかります。まれにうまくいっても2、3か月でリバウンドしてしまうのです。

そして、同じ失敗を何度も繰り返します。

己で掲げたダイエットの目標やゴール設定なのに、あっという間に思いは折れます。毎回ダイエットを始めると、必ず出現する強い空腹感、ずっと食を抜くことへの恐怖感が芽生えるのです。そして、あっという間に断念してしまう。

いったい、どうしたらダイエット目的のための行動を継続できるのか？

あるとき、ふと「達人にとって継続は力なり」「凡人にとっても断続が力なり」という思いに至ります。それは最新論文をかき集めていたときのことです。

そもそも脳は変革をよしとしない・人が変化を嫌う本当の理由

人には、恒常性という性《さが》が存在します。

恒常性のことをギリシャ語では「ホメオスタシス」と言いますが、このホメオスタシスは、簡単に言えば、人体には現状を保とうとする機能があるということです。

例えば、人間が寒い地域に行っても、36度台の体温を保つために、体を震わせて体温を上げようとする動作は、無意識的に行われています。

逆に、運動をして、体温が上昇すれば、それを下げるために汗が出て、体温をコントロールしようとします。

このように、体温を一定に保とうとするのも、このホメオスタシスのパワーなわけです。

つまり、大切な命を守るために、人間に備わった「防衛本能」のようなものなのです。みなさんが何時間も食事をしなければ、勝手に「空腹感」を感じさせてくれるし、何日も水を飲まなければ、「喉の渇き」を感じさせてくれる。転んで怪我をして血が体外に流れてこようものなら、血を「止めよう」と体が勝手に機能します。

このように、体の内側、つまり、生命を維持するために、このホメオスタシスのパワーが働き、私たちは「無意識のうちに」生命が維持されているわけです。

しかしこのホメオスタシスは、必ずしもいい方向にばかり働くとは限りません。ホメオスタシスは「変化」が大嫌いなのです。

そして、その「変化」を嫌うことで怖ろしいのは、それが「無意識」に働いてしまうという特性です。

心の90パーセントは、潜在意識（無意識）に支配されていて、自分の頭で考える顕在意識（意識）は、たったの10パーセントしかないという話は聞いたことがあるかもしれません。

つまり、どんなに脳が発達しようと、顕在意識の中で努力をしたとしても、ホメオスタシスのような潜在意識が90パーセントのパワーを駆使して、みなさんの成長を食い止めようと作用してくるわけです。

この仕組みを知れば、人生の中で……

・なぜ痩せたいのに痩せられないのか
・なぜ結婚したいのに結婚できないのか
・なぜ楽しみたいのに楽しめないのか

それらがはっきりと見えてきます。

人は、体調に異変が起こったら、恒常性維持（ホメオスタシス）が働き、元に戻そうとします。

「恒常性」とは、「常を保つ」ということです。

あなたのたった10パーセントの顕在意識（なりたい未来）が、強いパワー（情熱や意欲）で変わろうとする、その瞬間！　ホメオスタシスが働いて、なんとかあなたを変化（成長）させまいと、

「今のままでいい！　変わらなくていい！」

そう脳内から90パーセントの潜在意識が邪魔してきます。

「変わりたい！」という情熱が、今、まさに打ち勝とうとするときにこそ、あなたを「変化させないホメオスタシスの最後のあがき」がやってくるわけです。

そして、ほとんどの人は、その最後のあがきで、「変わらない」という選択を意に反してしてしまう。「ホメオスタシス」からの性は、あなたを一定に保たないと、あなたの生命維持ができないと思ってしまう、ありがたい反面、やっかいな奴なのです。

ホメオスタシスの盲点

ここで科学が気づいてしまった「ホメオスタシスの盲点」をお伝えしましょう。

万人に当てはまる盲点、それが「断続」です。

脳の弱点、それは変化させる行動を継続していないと、脳が気づかないことです。さらに不定期断続は脳に気づかれにくいのです。


さて、過去数年間の論文を遡ると、断食の身体への有効性を証明するものが、なんと1000本以上公開されています。

その中でも最も多いのが、『断続断食の有効性』です。

こと健康づくりに効果のある断食は、継続より「断続」なのです。

有効性を示す論文数の中で最も多いのが、1日2食の断続断食ですが、1週間に2日断食など不定期断食にも同様のダイエット効果が期待できることがわかりました。

痩身だけでなく、さまざまな疾患の改善や予防に有効性を発揮しています。

詳しくは本編に譲りますが、やったりやらなかったりは、おそらく万人に変化を起こす妙法だと私は思っています。なぜなら誰よりも、ダイエットに関しては甲斐性がなく失敗続きだったのは、まさに私自身だからです。

学生時代の63キロから体重が増えなかった私は、隠岐島での離島僻地医療赴任時期に趣味で相撲を始め、30歳の頃、90キロ近くまで体重が増えました。島を離れ相撲をやめてからも遺伝子にスイッチが入ってしまったのか、体重を落とすことができない身体になってしまいました。新型コロナウイルスが蔓延した自粛期間中には、人生マックスの92キロまで増加しました。

ところで、ここにきて論文で目立つようになったのが、「インターミッティング・ファスティング」、つまり「断続断食」です。繰り返し、論文抄読会《しょうどくかい》でこのテーマの論文を読みこむにつけ、徐々に私の頭の中で刷り込みを起こしていきます。さらにコロナ感染での致死率が高い時期、コロナ感染リスクと重症化リスクに明確なエビデンスが出たのは、基礎疾患以外では歯周病と肥満でした。とくに肥満は、オッズ比（肥満でない方と比較したリスク）が極めて高い。

さらにコロナ後遺症は、ＢＭＩ35以上の超肥満の方で著しくリスクが高まってしまうことが複数の論文を通じて発表されました。

私がおかれた環境は、自分を変えるには実に有利な環境でした。予防医療の専門医であり、日々、生活習慣の乱れから起こっている肥満、病気の方々に、医療カウンセリングを実践していたからです。

指導する立場の人間が、メタボで疲れ果てた容姿では説得力はなく、患者さんに違和感を与えてしまいます。理想体重と若々しさは仕事上でも必須で、とても変化を止めるホメオスタシスから解放されるには有利な環境でした。

そして最新論文との出会いで、楽にホメオスタシスから脱却する方法を獲得したのです。

本書は、楽にかつ確率高く体重コントロールできる方法と言えます。

これからご説明する内容は、私同様、意思が弱く、体重コントロールに失敗続きだった方、最近老け込んだ自覚がある方、不定愁訴に苦しんでいる方、生活習慣を変えようとしてうまくいっていない方と、周囲にこのような人がいる方に、ぜひ読んでいただきたいと思います。

ホメオスタシスとは、万人に備わる脳の生理機能です。したがってここに人為的に作用させるには断続以外にも若干踏み込んだ方法が必要になります。

一つは薬物です。これは本編で詳述します。次に、経頭蓋磁気刺激治療。

そして、東京大学分子定量研との共同研究の成果である、「植物エクソソーム」です。

これは、副作用の報告が少数しかない夢の自然薬であり、多くの方に使える有効な方法と言えます。


このように、断続断食に加えて、成功率をより高める方法を、私たちは複数採用しています。

これらを無邪気に実践すれば、高確率で、理想の肉体と精神を獲得することでしょう。

理想体重になり、精神的にも肉体的にも健康になり、さまざまな愁訴を改善する！

意志が弱く、私のように何度も挫折した方々に本書を献げます。

お口とお腹のフローラダイエット　目次

※本書に記載の内容につきましては、以下のお問い合わせ先までご連絡ください。
お問い合わせメールアドレス：seminar@bio-kingdom.com
電話番号：03-6260-0071

第1章

体重を健康的にコントロール

ダイエットに取り組む方の中には、痩せられない、逆に体重が増えないことに悩む方が大勢いらっしゃいます。また、ダイエットによる見た目の美しさを期待したものの、思ったようにはならず、がっかりされたことのある方も大勢いらっしゃることでしょう。

さらに、目標体重に達したが体調を崩した、または老け込んだ方もいらっしゃいます。

これらの原因とは、いったい何でしょうか？

多くの経験談から見えてくる答えは、プロローグで記載した「ホメオスタシス」が邪魔をすることです。さらに、一人ひとりに適したダイエットが施されておらず、個人差を無視していることに気づかされます。

実際、体質や遺伝子は十人十色。万人にあったダイエット方法はありません。

個人個人に最適なダイエットを行うことが最も大切なのです。また、先進医療を応用した痩身法、および筋肉増強法を用いれば、従来の「ダイエット」にはできなかった健康増進と、精神的にも肉体的にも若々しさを感じることが期待できます。

不健康で、
痩せられない原因とは？

一人ひとりに合った適切なダイエットと先進医学の応用が遅れたからです。体質や遺伝子は十人十色、万人にあったダイエット方法などありません。

科学が証明した医学的アプローチや痩身法、筋肉増強法で従来の固定概念を打ち破ります。

高輪クリニックグループのフローラダイエット(1)は、一人ひとりの体質を調べ、オーダーメイドで健康的に理想体重に近づけさせるプログラムです。

リバウンドする確率が低く、抗老化先進医学が生んだ新しい医療システムと言えます。

これまでのダイエットでは健康を保ち長く維持することはできませんでした。肥満、サルコペニア肥満（筋肉がなく太れない）も改善しません。


あなたに合ったダイエット方法を知ることで、無理なく健康的に痩せる（太る）体質を手に入れませんか？

「フローラダイエット」は、今までの「ダイエット」の固定概念を打ち破るものです。具体的には、個々人の痩せることができない（太れない）根本原因を調べ、理想体重に向けて2・3か月という短期間を目標に進めるものです。かつ健康的な体調感、それを数値で確認します。

まさに、抗老化先進医学が生んだ新しい予防医療システムと言えます。

現在、一般的なダイエット方法では、体調をくずしたり、体重のリバウンドなど、健康的で持続可能であることは難しいでしょう。また、肥満が改善しないことも多々あります。

るい痩の方や筋肉がなくて、一見やせ型の「サルコペニア肥満」への対応もできていませんでした。

「フローラダイエット」は、そのような問題も解決できるのが特徴です。これまでのダイエットが失敗続きだった方に、個々人に合わせたダイエット方法を知っていただき、短期間でエイジングケアを行い、痩せる（または太れる）体質を現実のものにしていただきたいと思います。

お口の中からダイエット

では、実際に高輪クリニックグループでは、どのようなフローラダイエットプログラムを実施しているのか、詳しく説明していきます。

十年ほど前から我々は、口腔内の環境に注目したダイエット方法を生み出しています。口腔フローラを改善することで、体質に多大なる影響を与えることがわかっています。これは、「太りすぎ」だけでなく「痩せすぎ」にも対応できます。

お口の中のフローラバランスを整えると、痩せることも太ることも自在に動かす準備が整います。

実際、口腔内フローラに注目している臨床医は少ないのですが、論文を紐解くとダイエットにおいては極めて重要なことがわかります。理論上、口腔内フローラ改善だけでも体重はある程度コントロール可能なのです。

各消化器に存在するフローラ一連をドミノ倒しに例えて考えてみてください。ドミノの前方には口腔内フローラ、後方には腸内フローラが存在します。口腔内のドミノが倒れたら、腸内のドミノもバタバタと崩れることになります。

フローラダイエットは、近年明らかになってきた口腔内常在菌の身体への影響を踏まえているのです。

第一のポイントですが、口腔内には2種類の肥満菌が存在します。
C．プレボテラ菌とカンジダ・アルビカンスです。
また、サルコペニア肥満に関係する口腔内細菌も存在します。

サルコペニア肥満とは、筋肉がつかないため「痩せ型」に見えるものの、身体は肥満に近い生理反応を示します。サルコペニア肥満と結びついている口腔内細菌が、P．ジンジバリス菌です。

高輪クリニックのプログラムでは、これらの口腔内の代表的肥満菌3種類を、PCR検査で実数をカウントします。それらが過剰増殖している場合、プロフェッショナルな口腔ケアを実施します。そして、口腔内フローラと同時に腸内フローラをNGS解析で分析し、結果に応じてオーダーメイドで腸内環境をフローラ移植治療等で改善するのです。

それでは3種類の口腔内常在菌について、詳しく見てまいります。

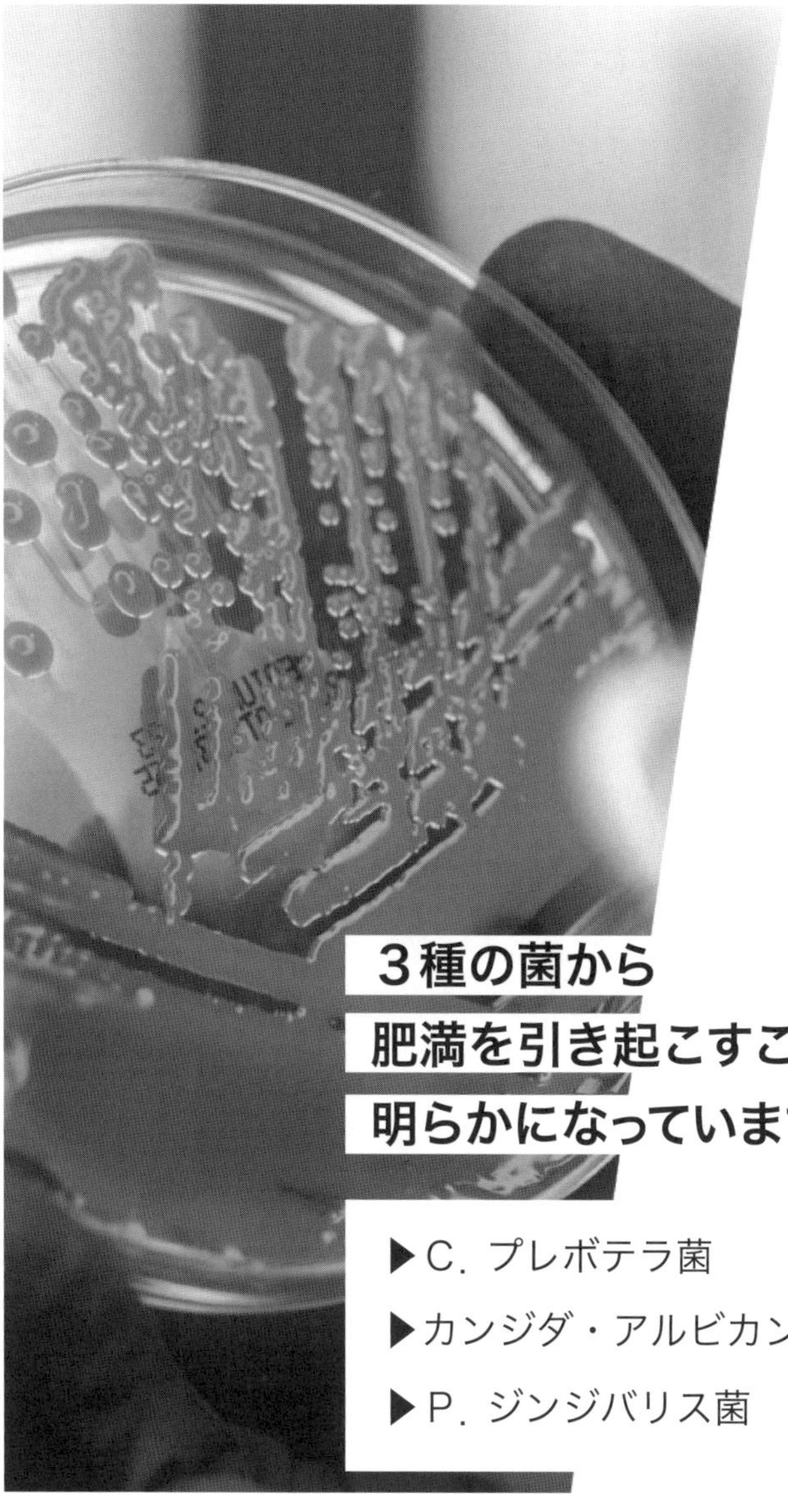

３種の菌から肥満を引き起こすことが明らかになっています

- ▶C. プレボテラ菌
- ▶カンジダ・アルビカンス
- ▶P. ジンジバリス菌

肥満を引き起こすC．プレボテラ属

C．プレボテラ菌（Copri Prevotella）は、ヒトの口腔、腸内、および生殖器系などの微生物群に自然に存在する細菌です。口腔内での過剰増殖は歯周病の一因となることが知られています。しかし、その影響は口腔内にとどまりません。

C．プレボテラ菌は、腸内にも存在します。そして、腸内フローラの不均衡（ディスバイオシス）が原因でC．プレボテラ菌が増殖すると、炎症性腸疾患や膠原病、自己免疫疾患・肥満など、さまざまな健康問

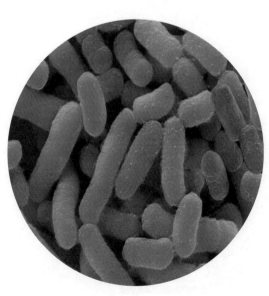

題に発展する可能性があります。

C．プレボテラ菌を我々はわかりやすく「肥満菌」と呼んでいますが、この菌の絶対量を管理することで、肥満予防はある程度期待できます。

さらに肥満だけでなく、各種感染症・炎症性腸疾患・自己免疫疾患・膠原病・ガンの予防のためにも、C．プレボテラ菌を定期的に測定し管理することは重要です。

全身にはびこるカビ　カンジダ・アルビカンス

次に、カンジダ・アルビカンス（Candida albicans）についてです。

カンジダ・アルビカンスは、体内に常に存在する真菌（酵母）の一種です。健康な人の口腔、腸内、膣などの粘膜表面に自然に存在し、通常は自然な微生物群の一部として大きな害を及ぼすことはありません。

しかし、過剰な増殖はさまざまな疾患を呼び込むことになります。肥満もその一つです。

A.カンジダ菌が増え腸内フローラがアンバランスになると、エネルギーの吸収や代謝が落ち、肥満のリスクを高めることになるのです。また、腸内フローラの不均衡は、体内の炎症、および肥満と強く関連しています。

A.カンジダ菌の量をコントロールすることは、肥満予防にとても大切です。

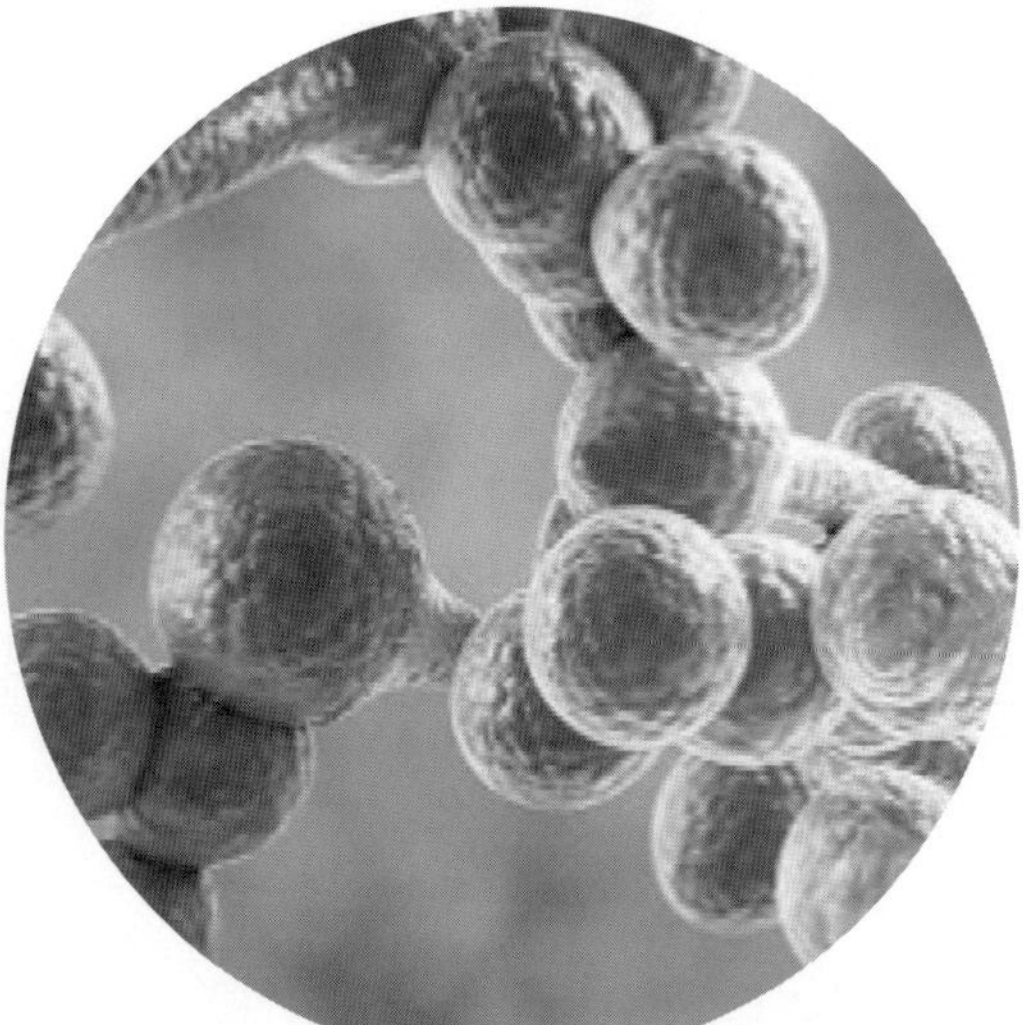

歯周病菌の代表格　P．ジンジバリス菌

次に、口腔内最悪の菌、P．ジンジバリス菌（Porphyromonas gingivalis）について考察します。

P．ジンジバリス菌は、歯周病を引き起こす主要な細菌の一つです。歯肉炎や歯周炎など、歯肉と周囲の組織の感染症に大きく関与しています。さらに、この菌は全身の健康に大きなマイナスの影響を及ぼします。

P．ジンジバリス菌は歯周病としてのみ認識されていましたが、近年、認知症との関連が強調されています。さらに、心血管

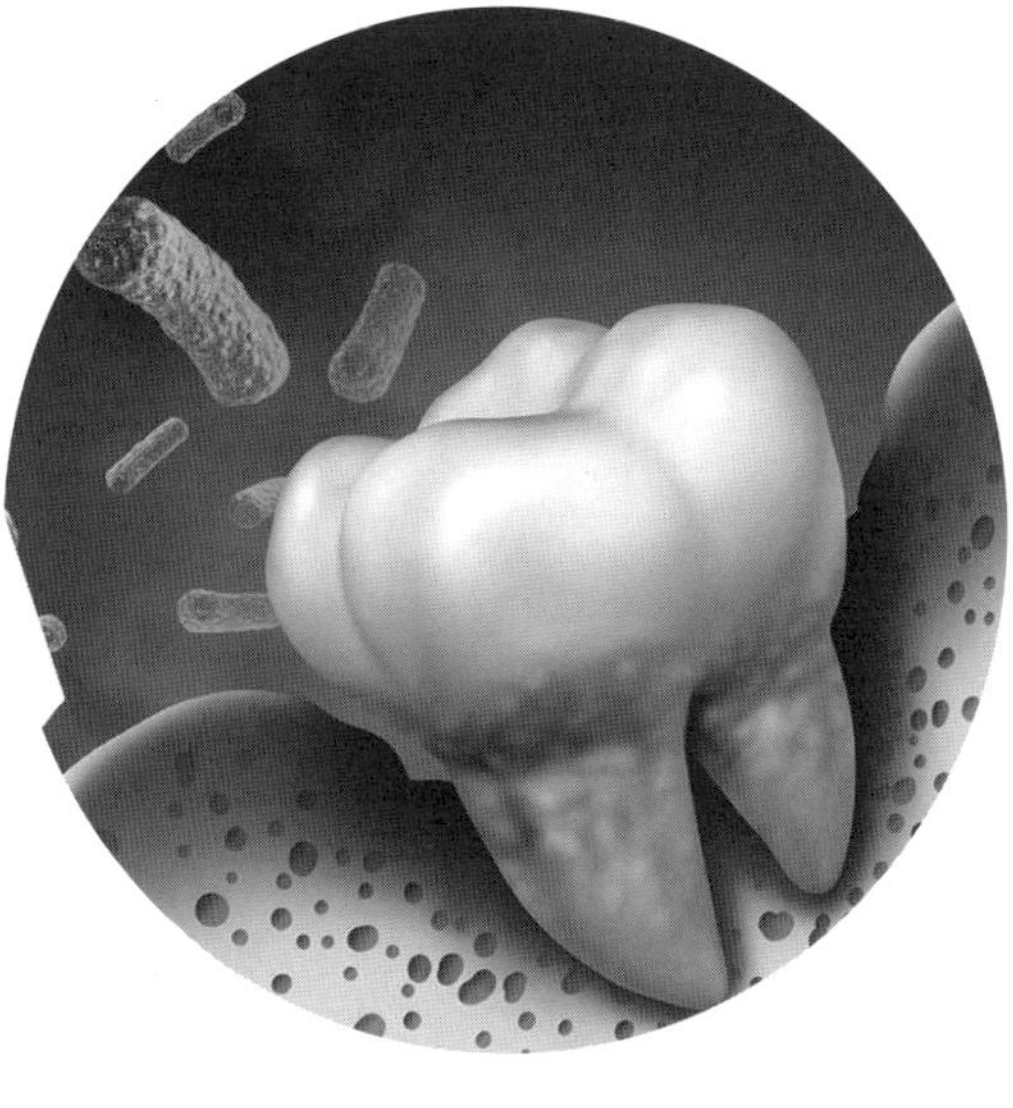

疾患、糖尿病、骨粗鬆症との関連もはっきりしています。加えて、特殊な肥満との関連も指摘されているのです。

その肥満とはサルコペニア肥満です。

サルコペニア肥満とは、筋量減少（サルコペニア）と肥満（体脂肪増加）が重なった状態で、骨格筋がつきにくい状態です。骨格筋は全身の糖代謝調節においても基幹的役割を担っており、とても重要な組織ですが、サルコペニア肥満の方はこれが不足しています。その結果、サルコペニア肥満により骨格筋の代謝および運動機能が低下し、生活習慣病の疾患リスクが上昇するのです。

P．ジンジバリス菌が増えると、口腔内だけでなく身体全体に悪影響を及ぼします。筋肉量を維持しながらダイエットをねらう場合、P．ジンジバリス菌の量を制御することはとても重要なのです。

ダイエットに成功するための歯科・医科連携

ここからは、口腔内の肥満菌をコントロールしたのち、ダイエットプログラムの具体的進め方を紹介していきましょう。

口腔内常在菌のバランスは、腸内フローラに影響を与えており、結果として全身の健康と密接につながっています。

最新論文から、全身の健康維持には、口腔内フローラと腸内フローラだけでなく、あらゆる常在微生物のバランスを整えることが重要であることが明らかになっています。

我々のダイエットプログラムは、常在微生物のバランスを最重要項目として注目しています。一般的なダイエット方法とは異なる重要なポイントです。

「何をやっても痩せない」「痩せるがすぐにリバウンドする」という方、また「食べても太れない」などのるい痩の方、サルコペニア肥満の方に朗報と言えます。

高輪クリニック式フローラダイエットプログラムのポイントは以下です。

①フローラバランスを整える：口腔内・腸内フローラの遺伝子解析の後、個々人に合わせてバランスを調整

②満腹中枢を刺激して食欲を抑える、または刺激する：天然発酵植物エクソソーム、TMS（経頭蓋療法）、薬物（GLP1など）

③断続断食法：体重コントロールと各種疾患の改善

フローラダイエット法は、理想体重とエイジングケアの両方を狙い、かつ「無理な運動」「過度な食事制限」を強いることがありません。

「『肥満菌』を除去し、痩せて若返ったような体調感」。または「『筋肉減少菌』を除去し、体重を増やし体調が整う」。

ともに先進医療を導入した、かつてないダイエットプログラムです。そして検査数値で明確に効果を検証することも特徴のひとつです。

具体的には、生物学的年齢検査やフローラ検査を治療前に実施します。そしてオーダーメイドのフローラダイエットプログラムを組み立てます。

また、「水素化植物エクソソーム」や水素ガスを利用し、体質に合わせてさまざまなプログラムの中から最適な方法を選択します。（詳しくは後述）治療の効果は、体重、体脂肪率の変化だけではなく、生物学的年齢を治療の前後で数値化します。治療の受け手と出し手が数値で情報共有できるところが、このシステムの特徴の一つです。

一言で言うと、健康的な若々しさを実感するためのオーダーメイドのダイエット法です。そして、歯科・医科が連携して初めて可能になる先進プログラムと言えます。

肥満やサルコペニア肥満だけでなく、生活習慣病やアレルギーなど、薬物難治性の各種疾患の同時改善も期待できるものです。

これまでに、みなさんがなさってきたダイエットとは、全く異質な先進医学ダイエット法、それが「フローラダイエット」なのです。

体重は落ちたが老け込んでしまった、身体能力が落ちた、あるいは具合が悪くなってしまった、それでは本末転倒です。リバウンドなく理想体重を目指し、かつ体調が整い良好となる健康的な夢のダイエットを、私たちはお手伝いしています。

健康にダイエットするための
歯科・医科連携

全身の健康を維持するためには、

・腸内フローラ

・口腔内フローラ

など全身の常在微生物のバランスを整えることがとても重要です。
何をやっても痩せない、痩せるがすぐにリバウンドする、食べても太れない、肥満およびサルコペニア肥満の方に朗報です。健康的に若々しい体力を得て、体型を理想に近づけます。

そのポイントは３つ

①フローラバランスを整える：体型を維持し、コントロール。

②満腹中枢を刺激して食欲を抑える：天然発酵植物エクソソームと TMS（経頭蓋療法）利用。

③断続断食法：医師のもと、健康管理がゆき届いた方法を採用。

先進医療で理想体重とエイジングケアの両方を叶え、さらに生活習慣病やアレルギーに対しての改善効果が期待されます。肥満（サルコペニア肥満）、老化、病気を同時に改善を狙います。

治療の流れ

「フローラダイエット」は、先進医学を応用した個々人に合わせたオーダーメイド（プレシジョン）医療です。

専門医が各人の生活習慣、食事習慣、ダイエット経験、ダイエット目的などをヒアリングします。そして遺伝子検査、および口腔内・腸内フローラ検査結果と併せて、一人一人に適した理想体重を実現するフローラ改善プログラムを提案いたします。

口腔内・腸内フローラ検査では、唾液や糞便に潜むフローラ（細菌）を遺伝子レベルで調べ、虫歯・歯周病だけでなく全身の疾患リスクを割り出します。

初診検査の実際

次に、高輪クリニックグループでは、プレシジョンヘルスドックを初診時に行います。これは、体質気質を総合的に判断するものです。以下の4項目のチェックを実施します。

1. スクリーニング検査

心身のバランスの乱れの源を超音波でスクリーニング測定し、疾病、または病気にいたる前の心身不調の根本原因を推測。

2. 唾液で判定する酸化還元電位

細胞レベルでの酸化度（さび具合）を酸化還元電位計測機器で数値化。

3. オーラルクロマ

免疫力に多大な影響を及ぼす口、舌、腸のフローラバランスを呼気中のH_2S、メチルメルカプタン、ジメチルサルファイド濃度から推測。

4. 口腔周囲環境検査

口輪筋の総合機能検査。睡眠時の呼吸パターンのスクリーニングチェック。さらに噛合せのチェックとメタルなど補綴物から溶出する金属量とガルバニック電流を計測。自律神経に対しての影響を見きわめる。

以上のスクリーニング検査は、すべて理想体重追求、及び加齢に伴う炎症対策を個々人に合わせて指導する情報源となります。

口腔内・腸内フローラ検査と
カウンセリング

医療ダイエット・専門医がお客様の生活習慣、食事習慣、ダイエット経験、ダイエット目的等をヒアリングし、口腔内・腸内フローラ検査結果と併せて、**一人一人にあった最適なオーダーメイドプログラムをご提案いたします。**

STEP 1　口腔内・腸内フローラ検査

唾液や糞便に潜むフローラ（細菌）を調べる事で、虫歯・歯周病菌の疾患リスクだけでなく、全身の健康状態のスクリーニング。日々のメンテナンス効果を未病レベルで「見える化」します。

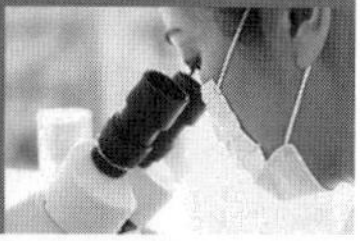

STEP 2　オーダーメードのフローラ改善

結果に応じて、最適なフローラケア用品を提案。個々人に最適なプロバイオティクス処方をします。

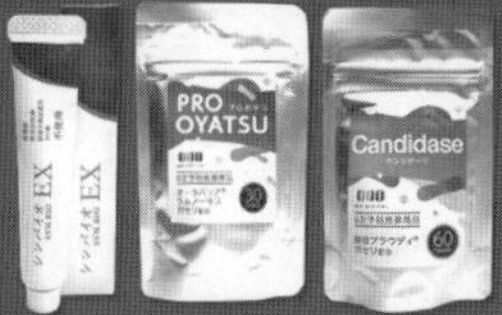

STEP 3　体質・気質改善のための専門医によるカウンセリング

高輪クリニックグループのダイエット専門医師が診療。

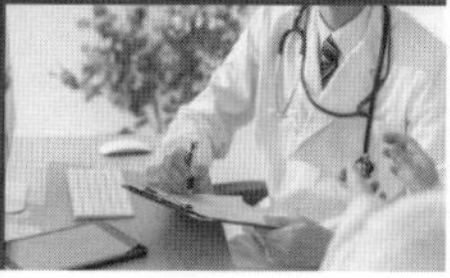

フローラダイエット治療前後の生物学的年齢計測

効果の「見える化」のひとつ、「生物学的年齢」について解説します。

高輪クリニックグループでは、治療の前後に生物学的年齢を計測し、治療前後での効果を数値で評価します。

そのために以下の三つの検査を実施しています。

①ＳＩＲＴ１（サーチュイン）検査

ＳＩＲＴ１活性検査（サーチュイン活性検査）は、サーチュイン（ＳＩＲＴ）という一群の酵素の活性を測定する検査です。サーチュイン酵素は、ＳＩＲＴ１からＳＩＲＴ７までの7種類があり、寿命と健康の延長に関与するとされており、細胞の老化、代謝、炎症応答、ＤＮＡ修復力を窺っています。とくにヒトの生物学的年齢と相関しているのは「ＳＩＲＴ１活性」です。

②表現型寿命（フェノエイジ）検査

表現型寿命検査は、個人の生物学的な年齢や寿命に関連する生物学的マーカーを評価する検査です。ＤＮＡメチル化パターン、テロメアの長さ、特定のタンパク質や代謝産物のレベルなど、老化に関連するさまざまなバイオマーカーを分析し、個々人の「生物学的年齢」を推定します。高輪クリニックグループでは、炎症マーカー、赤血球性状、腎機能、肝機能等のマーカーをＡＩ分析にかけたフェノエイジ計測を採用しています。

③テロメア検査

テロメア検査は、白血球の染色体尾部長の測定です。細胞の老化や健康状態に関する情報を提供するものです。テロメアは、染色体の末端に位置するＤＮＡの繰り返し配列で、細胞分裂の際にＤＮＡが損傷するのを防ぐ保護的な役割を果たします。テロメアの長さは、細胞の老化プロセスと密接に関連しています。

一般に、テロメアは細胞分裂ごとに短縮し、テロメアが消失した時点で細胞死を起こします。そしてテロメアが短いほど、細胞の老化が進んでいると考えられます。

これらの検査を治療前後で実施し、細胞レベルでの老化度を評価します。

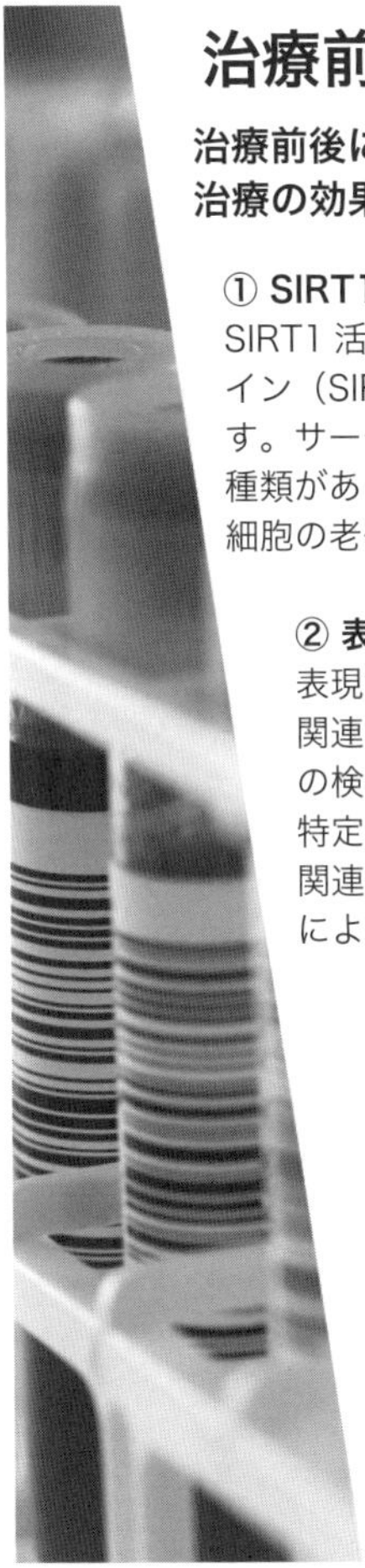

治療前後の生理年齢計測

**治療前後に生理年齢計測を行い、
治療の効果を数値で見える化しています。**

① SIRT1（サーチュイン）検査

SIRT1 活性検査（サーチュイン活性検査）は、サーチュイン（SIRT）という一群の酵素の活性を測定する検査です。サーチュイン酵素は、SIRT1 から SIRT7 までの 7 種類があり、寿命と健康の延長に関与するとされており、細胞の老化、代謝、炎症応答、DNA 修復などを調べます。

② 表現型寿命検査

表現型寿命検査は、個人の生物学的な年齢や寿命に関連する生物学的マーカーを評価する検査です。この検査は、DNA メチル化パターン、テロメアの長さ、特定のタンパク質や代謝産物のレベルなど、老化に関連するさまざまなバイオマーカーを分析することにより、個人の「生物学的年齢」を推定します。

③ テロメア検査

テロメア検査は、個人のテロメアの長さを測定することにより、細胞の老化や健康状態に関する情報を提供する検査です。テロメアは、染色体の末端に位置する DNA の繰り返し配列で、細胞分裂の際に DNA が損傷するのを防ぐ保護的な役割を果たします。テロメアの長さは、細胞の老化プロセスと密接に関連しています。一般に、テロメアが短いほど、細胞の老化が進んでいると考えられます。

①は必須検査、②、③はオプション

※第１章の内容に関しての詳細は 156、157 ページに
記載の機関にお問い合わせください。

第2章

肥満症とは

本章では、肥満と「サルコペニア肥満」について改めて詳しく説明していきます。

「肥満」とは脂肪組織が過剰に蓄積した状態で、BMI｛体重（kg）／身長（m）×身長（m）｝が25kg／㎡以上の状態を指します。根本原因には、遺伝子・腸内フローラ、ホルモンバランス、ストレスからの摂食中枢の機能トラブル（つまり中枢神経のコントロール不足）、基礎疾患（甲状腺機能低下・腎不足・心不全など）などがあります。

原因をコントロールできれば、体重の増減は、かなり自在に動かすことが可能です。

さまざまな原因の中でも、とくにフローラバランスの乱れと中枢神経のコントロール不足がダイエットの失敗の理由であることが明らかになっているのです。


そもそも肥満は以下のようなさまざまな健康障害の原因となることがわかっています。

・Ⅱ型糖尿病や耐糖能異常
・脂質代謝異常症（血中コレステロール及び中性脂肪）
・高血圧
・高尿酸血症・痛風
・冠動脈疾患：心筋梗塞・狭心症

・脳梗塞：脳血栓症・一過性脳虚血発作
・非アルコール性脂肪性肝疾患
・月経異常・不妊
・閉塞性睡眠時無呼吸症候群・肥満低換気症候群
・運動器疾患：変形性関節症（膝関節症や股関節症など）・変形性脊椎症
・肥満関連腎臓病
・老化

これらの根本解決はひとえに痩せることです。
痩せて、体調を整え、精神的にも肉体的にも健康になる！
最も理想的な心身の追求を短期間で実現したいものです。

肥満症の治療目標

メタボリックドミノの模式図（49ページ）をご覧ください。
最初はわずかな生活習慣からの肥満がやがてドミノ倒しのようにさまざまな病気につながることを表したものです。

これらの病気を予防したり改善するには、肥満症（25キロ／㎡≦BMI＜35キロ／㎡）の方は現在の体重から3パーセント、高度肥満症（35キロ／㎡＜BMI）の方は5パーセント〜10パーセントの減少が目標とされています。

実際には、患者さんの状態や希望を踏まえながら柔軟な対応をします。

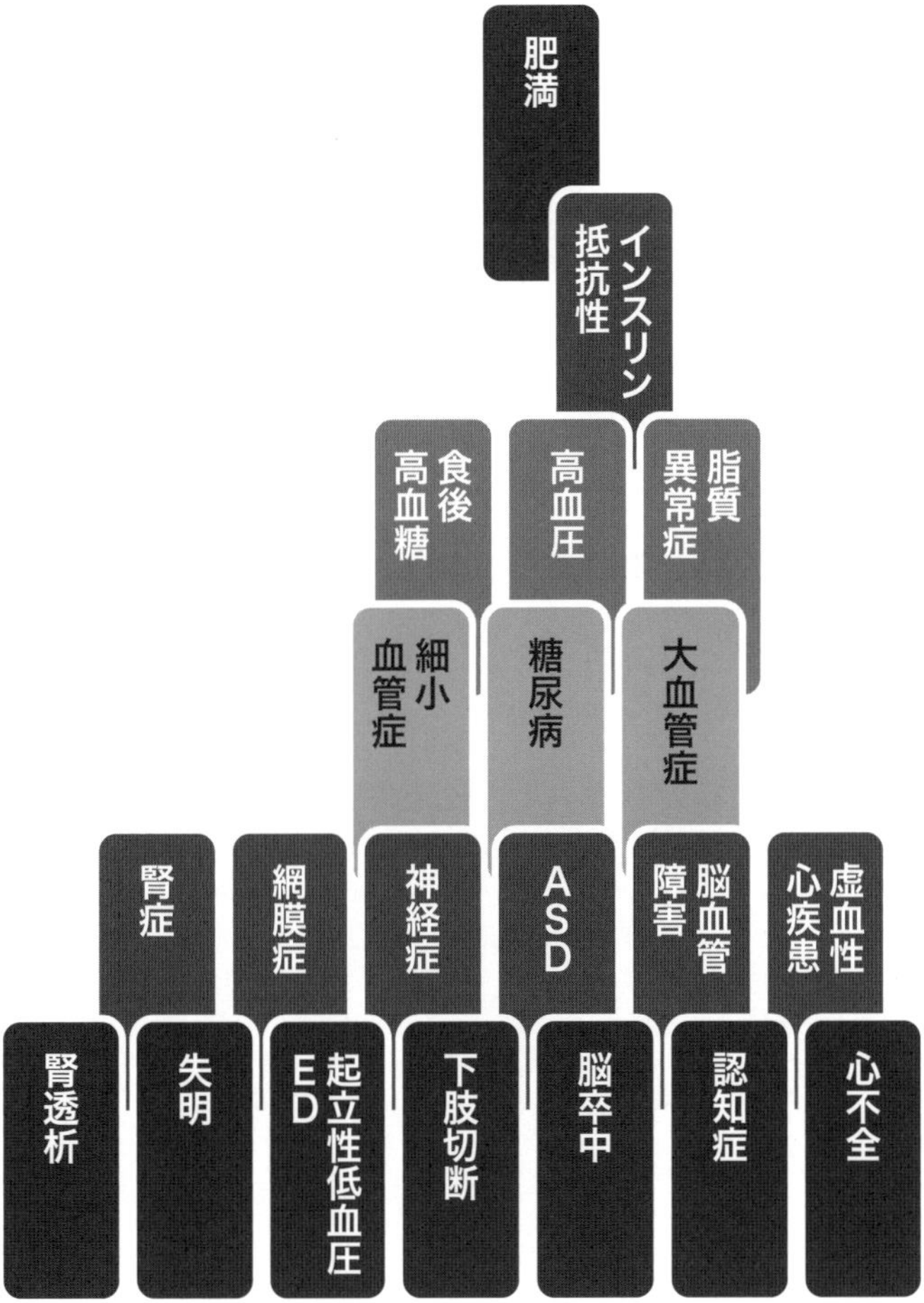

メタボリックドミノの図

肥満の原因

従来では、肥満症の主な原因は、食べ過ぎと運動不足と言われてきました。

しかし、ここにきて肥満の真の原因が明確になっています。

摂取エネルギー、消費エネルギーの足し算、引き算を超えた何か？　複数の最新論文がその正体を明かしはじめています。

これらが示す原因とは、遺伝子（SNIP：生涯不変の遺伝子変異）・腸内フローラと摂食中枢のコントロールの乱れです。

中高年になると若い頃と比較して代謝が落ちるので、体重が増えやすく、さらに老廃物の蓄積から細胞レベルでの老化が起きます。

さらに肥満、または、るい痩の原因として判明したのは、ミトコンドリアの機能低下および消化酵素と代謝酵素のアンバランスです。

それらを踏まえると、現代人の肥満解消のポイントは以下の六つとなります。

①遺伝子別オーダーメイドプログラム　②口と腸のフローラバランス改善
②摂食中枢の神経バランス　④ミトコンドリア機能低下の回復　⑤酵素バランス
⑥個々人のベースに合わせたオーダーメイドダイエット法の実施

ここであらためて以下を確認してください。

□太りやすい体質・または太れない体質と認識している
□努力しているが痩せない・太れない
□食べ過ぎていないのに痩せない・食べているのに太れない
□運動を始めたが成果が出ない
□家族で同じ食事を摂っているのに自分だけ太る
□間食をしていないのに太る
□すぐにリバウンドしてしまう
□両親が太っている・痩せすぎている
□幼少期から太っている・痩せすぎている

一つでも当てはまる項目がある方は、ぜひこの先を読み進めてみてください。

第3章

痩せたい方のための
ベーシックフローラダイエット

治療メニュー

①肥満フローラ検査・除菌

ここからは、痩せたい方、みなさんに適応するベーシックフローラダイエットについて解説します。体重を少しずつリバウンドなく落としたい、年齢を感じさせない体調でありたい、健康づくりにつなげたいと思っている方が対象になります。

早速、治療メニューをご紹介します。

まず肥満フローラの除菌が必要です（C．プレボテラ菌、P．ジンジバリス菌、カンジダ・アルビカンス）。

カンジダ・アルビカンスだけは、サルコペニア肥満＝筋肉が落ちやすくなり、消費カロリーが減っている、あるいは太っていないが筋肉がなくて、太っている方と同じような体質になりやすい、というサルコペニア肥満の原因菌になります。これはすべて、口腔内常在菌ですので、これらの肥満対策としては、歯科医院に2か月から3か月に1回通院して、ＰＭＴＣというクリーニングを受けることが、最も重要なケアとなります。

肥満口腔フローラ除菌

肥満菌のプライマリーケアとして
精密に除菌治療を実施。

PMTC(Professional Mechanical Tooth Cleaning)を施すことで歯磨きでは除去しきれない汚れや、歯と歯肉の間に潜む細菌を定期的に除去。

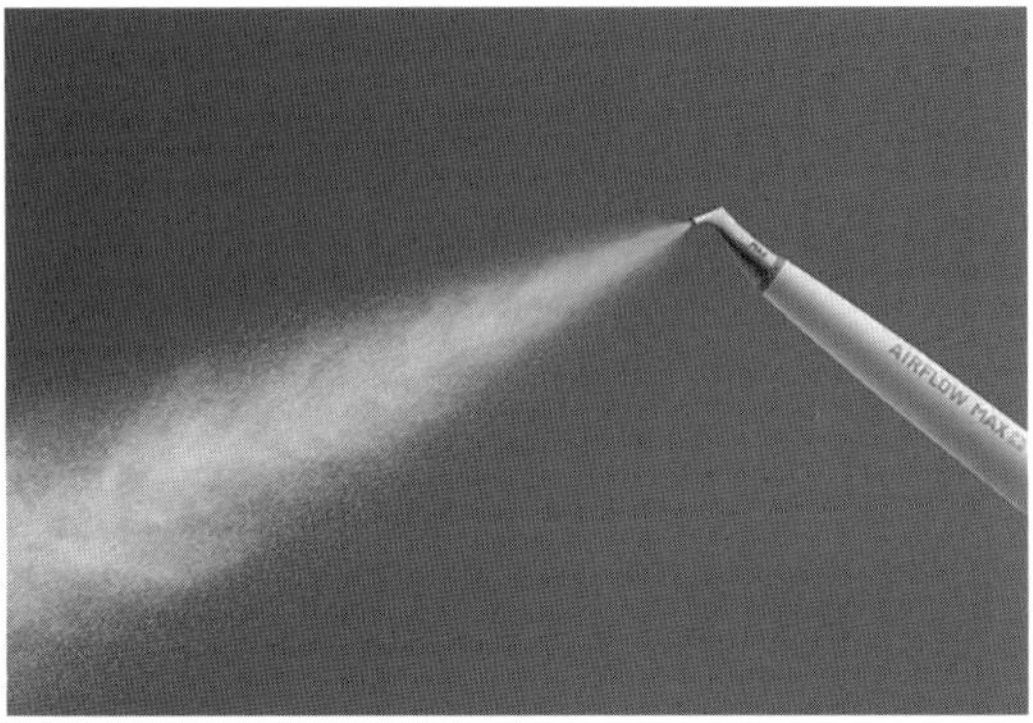

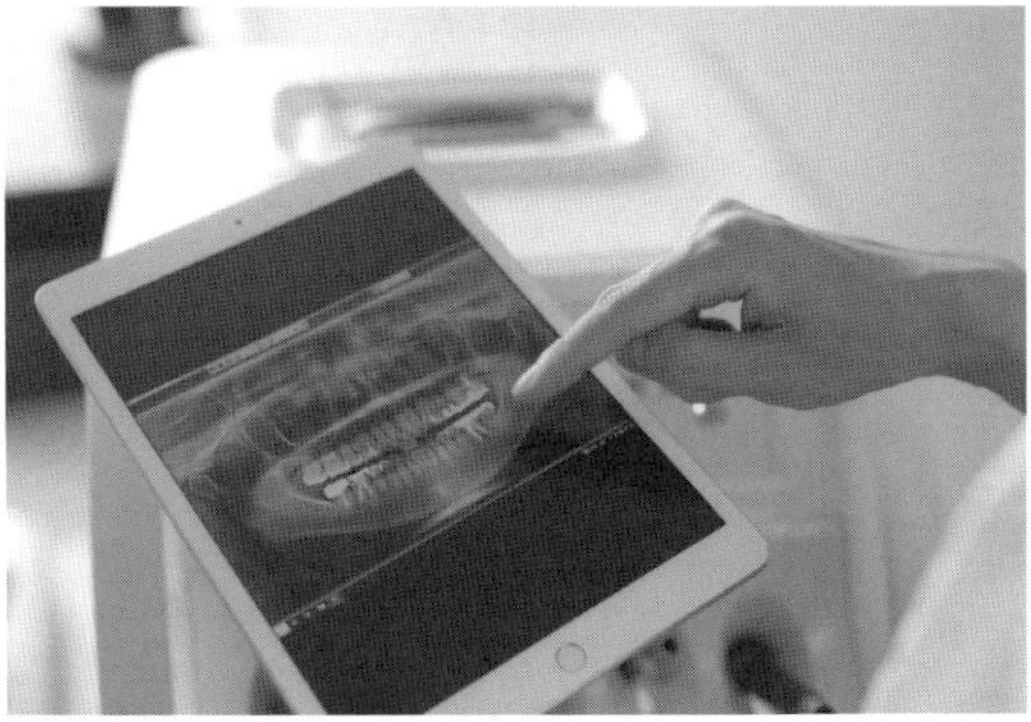

通常の歯磨きでは除去しきれない歯面に付着する汚れや、歯と歯茎の間に潜むバクテリアを定期的に除去するケアをＰＭＴＣ（＝プロフェッショナル・メカニカル・トゥースクリーニング）と称します。

バクテリアが多めに集まったところで形成されるバイオフィルム、つまりヘドロ様の膜の除去がＰＭＴＣです。フィルムの中では嫌気性菌とグラム陰性菌桿菌という、毒性の強い菌が大半を占めています。

「クォーラムセンシング（ＱＳ）」とは、議会制の多数決のようなニュアンスの意味合いになるのですが、ある程度、口腔内に増えたバクテリアはＱＳという特殊な信号によって桁違いに膨れ上がってしまうのです。

そこで、ＰＭＴＣを実施することで、汚れを綺麗に落とすことができるのです。バイオフィルムは、通常の歯磨きや歯石除去（スケーリング）では、残念ながら落とすことはできません。

ＰＭＴＣは、歯科医院での仕事になりますが、次に、腸の中の菌を痩せ菌に染めるのは、内服でのセルフケアになります。

②腸内フローラ移植

◎マッチング検査

腸内を痩せ菌に染める手法は、血液を採取し、血液と菌をラボで混ぜることから始まります。そして、血液から溶出してくるサイトカインの量を調べて、腸内環境を劇的に変化させるイニシアチブをとる菌を選別します。

ラムノーサス・ガセリ・パラカゼイなどの菌とそれぞれの検体の全血を混ぜます。そして、最も効率よく痩せられる可能性

マッチング乳酸菌内服および移植

高輪クリニックグループではELISA法を応用した【乳酸菌のマッチング検査】を実施し、各人に最適な菌を厳選して移植、または内服の提案をいたします。

・通常内服は３か月～６か月
・移植治療は３回

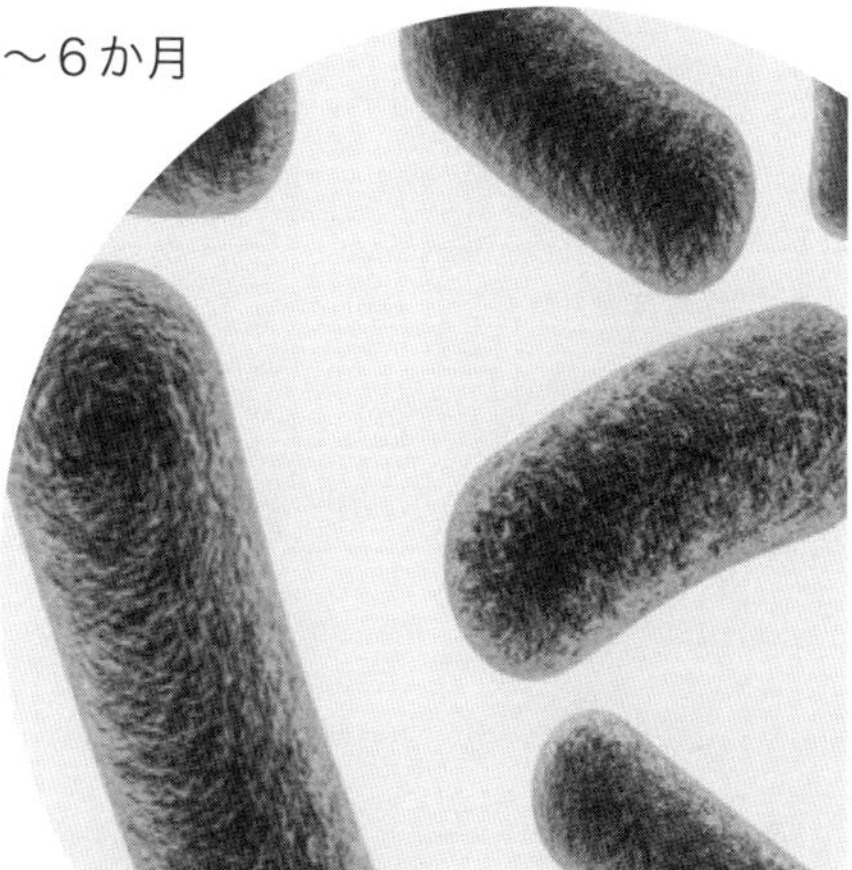

の高い菌をラボ試験管内での判定で見つけます。

選ばれた菌を、腸溶剤＝腸で初めて溶けるカプセルに詰め込んで、（胃酸や胆汁酸に触れて菌が死滅することがないようカプセル保護）内服すると、小腸で初めてカプセルが弾けて、菌が生きて元気なまま、ばら撒かれるというイメージです。菌体は腸管内に約6か月かけて徐々に定着していきます。

◎マッチング・乳酸菌内服

小腸に対しては、マッチング検査で厳選された乳酸菌の一種、一方の大腸は選出されたビフィズス菌が必要です。ビフィズス菌は内服または高圧浣腸で大腸内に入れこみ、定着を促します。

マッチングさせた菌体を内服、または注腸移植することで、腸内環境を効率よく整えることに我々は成功しています。

菌体内服、または菌体移植治療は、高輪クリニックのオリジナル手法です。

菌体高圧浣腸移植は、S状から下行結腸中部まで入った部位でばら撒き、さらに挿入後に体位を変換し、菌が横行結腸から上行結腸に逆流するように促します。

内服は、通常6か月、注腸での移植は、おおよそ3回から6回の実施で、菌体は定着します。

③摂食中枢を抑制

◎体調を整えながら、痩せるための薬物

ＧＬＰ1受容体作動薬、サクセンダ、リベルサス、オーセンティック、マンジャロなどの薬物があります。

マンジャロは、ＧＬＰ1、及びＧＩＰ、ダブルでレセプターを作動させる働きがあります。脂肪が効率よく燃焼し、中枢神経の摂食中枢の刺激をするので、食事をある程度抜いても、空腹感が出にくくなります。

マンジャロは、皮下注射で1週間に1回、自己注射をすることで効率よく痩せることができるのです。糖尿病薬としてつくられた薬物ですが、痩身治療に適応が拡大しています。

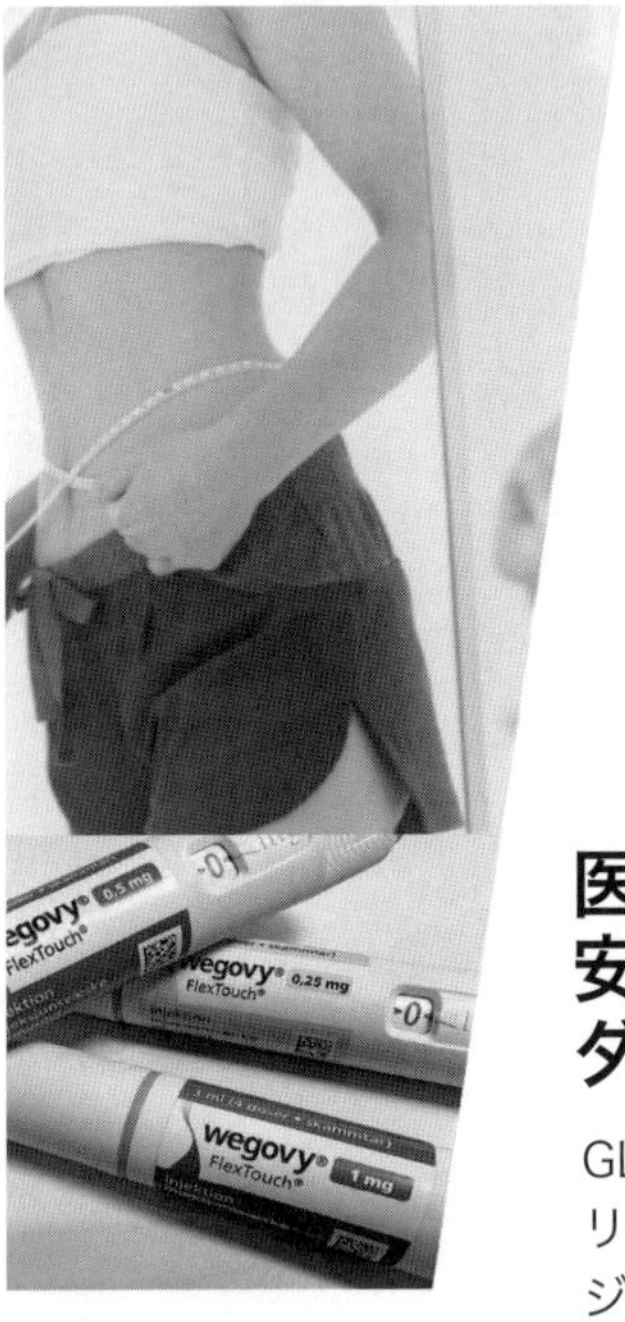

医師による
安全な体調管理による
ダイエット薬の処方

GLP-1 受容体作動薬（サクセンダ、リベルサス、オゼンピック、マンジェロなど）ダイエット効果の高い薬を患者様の状態や体の状況に応じ複数組み合わせて処方します。
薬に頼ることなくダイエットを行いたい患者様には植物エクソソームを処方します。肥満（太りすぎ）にはニンニクエクソソーム、サルコペニア肥満（痩せすぎ）には生姜エクソソーム。

◎植物エクソソーム

痩身治療に薬物を避けたい方は、「植物エクソソーム」を用います。

ニンニクエクソソームは、マウスの実験レベルですが、痩身治療において劇的に痩せさせる働きが確認されています。

作用機序は、脂肪の燃焼作用と、ＧＬＰ１と同様に、満腹中枢を刺激します。つまり、空腹感を抑制して、食欲のコントロールをとりやすくします。

サルコペニア肥満は、筋肉がつかずに消費カロリーが減ってしまって太っている方、あるいは、痩せているが筋肉が極めて少ない方を指します。ＢＭＩにかかわらず筋肉量が少なく、血糖値が高く、耐糖能異常、糖尿病の前駆状態になってしまっている方に関しては、生姜エクソソームを用いて、筋肉増強をねらいます。

生姜エクソソームは、口腔内常在菌のＰ．ジンジバリス菌（Pg菌）をｍｉＲＮＡという遺伝子レベルでブロックします。そして多段階的にＰ．ジンジバリス菌の機能を止めるのです。

水素化植物エクソソーム

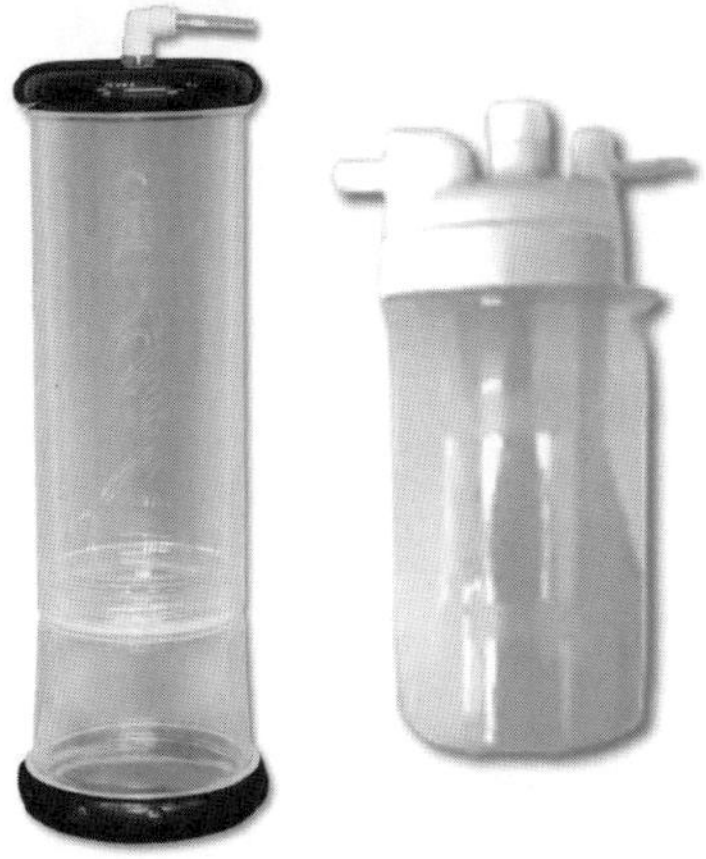

体重のコントロールを可能にするニンニクエクソソームと生姜エクソソームを利用。
水素ガス吸入と併用することで植物エクソソームの吸収率をアップ。

水素ガス吸入、発酵植物と植物エクソソームを水素化して内服で体に良い成分を取り込み身体に溜め込んだ毒素『悪玉活性酸素』を抜く。そして、砂漠状態の身体に、植物エクソソームの潤いをたっぷり送り込む。

- **ニンニクエクソソーム**
  脂肪燃焼と満腹中枢を刺激
- **生姜エクソソーム**
  筋肉をつける作用・胃腸障害改善

ところで、Ｐ．ジンジバリス菌は、脳のバリアである血液脳関門を開いて脳の中に入り込みます。

一方、大腸に対しては炎症作用が強く、下痢・腹痛の原因になります。さらに菌体自体の入り込める量はわずかですが、Ｐ．ジンジバリス菌のエクソソームは大量に入り込みます。脳に菌のエクソソーム（ｍｉＲＮＡ）が入り込むことによって、認知症の原因となることがわかっています。

従って「生姜エクソソーム」を用いると、Ｐ．ジンジバリス菌の働きを根から断ち、まだ検証中ながら、認知症の予防、潰瘍性大腸炎、クローン病、過敏性腸症候群の改善が期待されています。

それと同時に筋肉がつきやすくなり、筋肉不足で基礎代謝の低下が起きている肥満には、痩身効果を発揮します。

～植物エクソソームの取り込み方～

◎水素化植物エクソソーム

水素ガスを吸入すると、毛細血管の血液中に、水素ガスがナノバブル化して溶存します。毛細血管は腸管の周りにも無数に張り巡らされています。

水素ガスは毛細血管から腸管の中へ逆流します。これは「リーキーガット＝腸管の壁の穴」を閉じる働きもあります。

水素の主な効果は三つ。

呼吸器、血管、腸管内のヒドロキシラジカル除去、リーキーガットの改善、腸内フローラのバランス化です。腸管内常在菌のバランスを勝手にとってくれる働きは極めて重要です。水素ガスの効能・効果は多岐に渡り多大なる期待がかかります。


高輪クリニックグループのオリジナルシステムでは、水素ガスをつくっている間に、水を水素化することが可能です。さらに、水素水にニンニク、あるいは生姜などの植物エクソソームを混和します。水素ガスと水素水で、体に溜まっている毒素（ヒドロキシラジカル）を抜きます（引き算の医療）。

そして、砂漠状態にしたところで、植物のエクソソームを入れると、砂漠に水状態。吸収力が一気に上がります。植物エクソソームの吸収率を上げ、薬効を高めることができるのです。

さらに、アロエベラエクソソームは、美肌効果に期待がかかります。現段階で使用している液状の「植物エクソソーム」は、生姜、ニンニク、アロエベラの3種類です。

さらに現在、長命草・紫芋・モリンガ・黒糖・松の葉、秋ウコンといった六つのエクソソームを合わせたエクソソーム含有粉末を研究開発中です。

水素・植物エクソソームを併せるメリットは、水素の引き算のおかげで、「植物エクソソーム」の足し算に加点が期待できることです。

【オートファジーダイエット】

④断続断食と瞑想

体重コントロールと細胞の若返りに極めて有効な方法は、断続断食と瞑想です。

断食にもさまざまな手法がありますが、我々が採用しているのは、1日のうち16時間断食し、8時間で固形物を摂取する「オートファジーダイエット」です。

例えば、昼と夜だけ食べるならば、午後1時に食事を開始し、午後9時には食事を終えます。16時間は固形物が一切消化管の中に入ってこないわけです。

消化管を休めると、細胞レベルでは、溜め込んだ老廃物を一回解散して、さらにその中の使えるものだけを寄せ集めて再構築するようになります。

老化因子や毒素が体の外に排泄されることを、「オートファジー」現象と称します。

1日16時間オートファジーダイエットを続けると、体の中に溜まっている老廃物が抜け、老化因子が減少し、若返りにつながるわけです。

BMI30を超える超肥満の方は、1日2食から始めて、翌日は1食、3日目は3食ともすべて抜く。そして4日目は1食、そして5日目は2食。これを1か月続けます。

食事を抜く日が10日間、1日1食の日が10日間、1日2食の日が10日間。トータル60食を抜く断続断食です。これは、体重を一気に落とすアドバンスフローラダイエット法です。（第4章で詳述）

断食時に空腹感が生じないように、ニンニクエクソソーム、またはGLP1を使うことで、効率よく生体エネルギーを上げながら痩せることを狙います。

この断続断食と共に瞑想を実践すると、心身の好調感がさらに誘導される可能性があります。瞑想自体にも、心と身体の調和による健康（オートファジー）作用を証明するという論文が複数公開されています。

断続断食と瞑想

断続断食

１日のうち 16 時間断食して、８時間を食事の時間とするオートファジーダイエットと、１か月のうち 10 日程度の断食を行う集中断続断食法があります。
（断食は医師・カウンセラーの管理・指導の元で実施）

瞑想

ストレスの低減やホルモンバランスの調整、睡眠の改善、ネガティブな思考を減らすなどの効果があります。その結果、脂肪を燃焼させるホルモンや食欲をコントロールするホルモンの分泌が促され、太る・痩せるを自在に動かすことが可能になります。

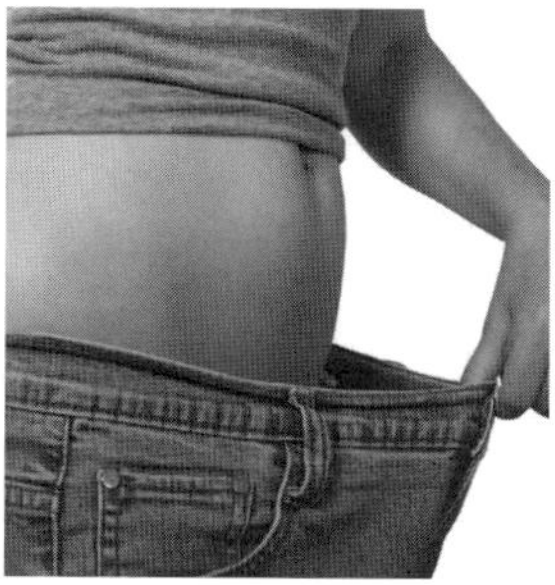

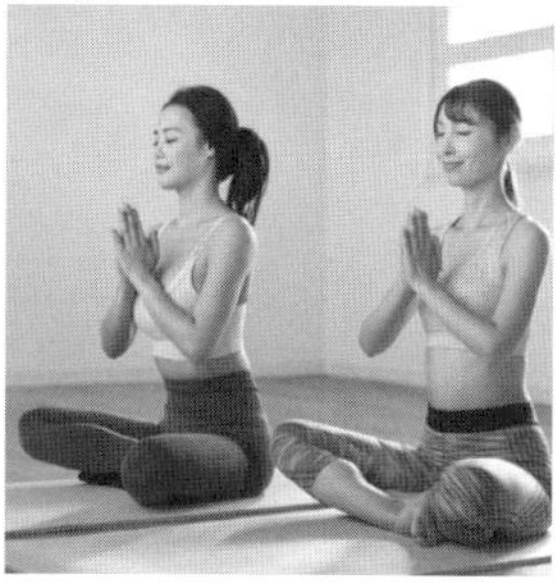

過去5年間で断食による生体への有効な働きを証した論文は相当数にのぼっており、細胞活性化から痩身、高血圧改善、糖尿病改善などに有効性を示しています。

断続断食と瞑想を併用することで、痩せる、太るだけでなく心身の好調感、さらに薬物難治性疾患の改善にまでつながる可能性があります。

安全で効果的なファスティング（断食）の基本は、生命活動に支障をきたさないよう、適度なエネルギーと栄養を摂りながら、計画的に行うことです。

断続断食やオートファジーダイエットを実施しながら摂取する発酵植物とエクソソームで、痩身だけでなく、疲労回復力や免疫バランスの向上をねらいます。

高輪グループオリジナル
水素＋植物エクソソーム併用療法

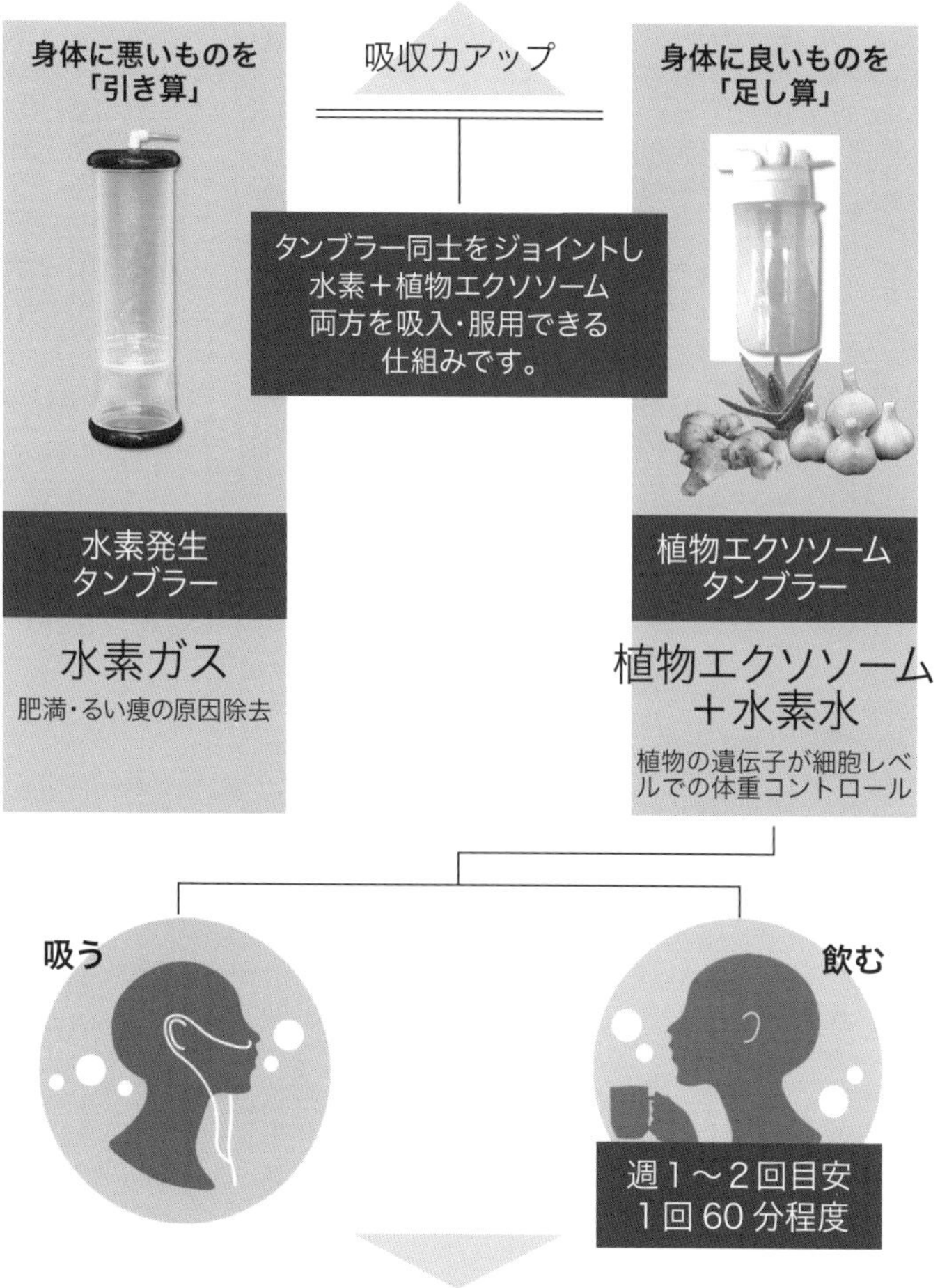

水素で『ヒドロキシラジカル※』を引き算した後、植物エクソソームで植物遺伝子を足し算。水素・植物エクソソーム併用のメリットが得られます。※老化、ガン、肥満の原因になる悪玉活性酸素のこと

⑤痩せる太るの肝は酵素

◎マクロビオ酵素の効果

植物発酵エキスのエクソソームは、食欲をコントロールしながら断食期間中に重要なバランスのとれたビタミンとミネラルの補完につながります。

とくにマクロビオティックを開発した久司《くし》道夫先生の植物レシピの発酵エキスには、エクソソームが大量に含まれています。

マクロビ酵素と称されるエキス中のエクソソームの数は、１mlあたり5・0×10の12乗個。エクソソームにビタミン、ミネラルと植物遺伝子が包まれることで、発酵エキスの有効成分がくまなく全身の細胞にいきわたることになります。

このマクロビ酵素には、82種類以上の植物と、玄米・黒糖が使われて、断食中にビタミン、ミネラルの不足が出ると、痩身効果が落ちたり、エネルギー代謝に異常をきたします。したがってバランスのとれたビタミン、ミネラルがエクソソームによって全身にいきわたることは重要です。

マクロビ酵素のすべての原材料は、環境汚染のない、完全無農薬のブラジルの野菜や植物です。それに抗酸化力の高いシリカ水を入れ込み、長期間発酵・熟成をしたものです。

好きな飲み物で割ったり、料理に入れるなど、普段の食生活に、自在に組み込むことができます。酸味が強いことからも、食欲コントロールに適しています。

この酵素の製造は橋本幸雄氏が中心となり、広大なブラジル農場で発酵し、さらに北海道・日高農場で熟成してつくられています。

本エキスを世に出している方の一人は、オーガニックメンテナンスの千葉修司氏です。高輪クリニックグループなど複数の医療機関でも、このマクロビ酵素を医療に応用しています。

植物発酵食品＝マクロビオ酵素は酵母菌や乳酸菌による発酵を行って、人工的温度調節なしで自然環境に合わせてじっくり熟成を行っています。マクロビ酵素は保存料や人工甘味料なども一切入れず、有機栽培の黒糖が入っています。

酵素発酵生産物質とエクソソームによって腸内フローラも改善されることが腸内フローラの遺伝子解析でわかっています。腸内フローラが整うことで、アレルギー、自己免疫疾患等など各種難病の改善にも期待がかかります。

このエクソソームについての細部にわたる分析は、順天堂大学医学部と東京大学定量研の連携研究企業、医道メディカルで実施しています。

このエキスがＴＨＰ１細胞に細胞を殺傷する作用は一切認められず、一定濃度以下での細胞レベルでの安全性が担保されています。そして抗炎症、抗酸化作用も明らかにされています。

発酵時につくられるポリフェノール含有量が豊富で、活性酸素を除去する高い能力があります。さらに吸収率の極めて悪いポリフェノールはエクソソームに包まれ、一気に吸収率が上がり、各組織の細部にまでいきわたることが特徴です。（ファスティング中は、この発酵酵素エキスがエクソソームレベルで摂食中枢をコントロールします）

安全で健康的なファスティングは、適度に栄養とエネルギーを取ることが重要ですが、1日目・2食、2日目・1食、3日目・0食、4日目・1食、5日目・2食、というような断続的断食においては、食を抜く時間帯にマクロビ酵素を摂取し、必要な栄養とエネルギーを全身に補充します。

さらに植物発酵エキスには豊富な食物繊維とオリゴ糖が含まれており、バランス調整菌の良質な餌になります。腸内フローラでバランスを整え、さらに身体中を巡るフローラエクソソームは、中枢神経のコントロールと全身への栄養とエネルギーという多角的メリットが期待できます。

ところで腸の中には、約１００兆から１２００兆個の菌がせめぎ合っていますが、バランスが整うことを「シンバイオーシス」と言います。マクロビ酵素はシンバイオーシスに誘導する能力が高いことが腸内フローラ計測で明らかにされています。

〈以下は千葉修司氏のグループが指摘するマクロビ酵素使用中の注意事項です〉

断食中におすすめなのは、オメガ3の含まれる亜麻仁油や荏胡麻オイル大さじ1～2杯を1日のうちに摂ることです。さらに口腔内、そして腸内フローラバランスをより高めるために水を1日1リットル程度こまめに摂ること、早寝早起きを心がけていただくことも重要です。

植物発酵エキスを用いた断食をしている期間中、気をつけていただきたいのは、カフェイン入りの飲み物を極力少なめにすること。そしてアルコールとタバコは厳禁です。ガムやアメや清涼飲料水も極力避けた方が好ましいです。

また、軽い運動と入浴を心がけることは、オートファジーによって出てくる老廃物を流すという点から重要になります。

マクロビ酵素はるい瘦やサルコベニア肥満にも有効です。中性脂肪は我々が毎日の食事の中で最も摂取している脂肪の一つですが、普段はエネルギー源として使われている一方、余分に取りすぎると皮下脂肪になります。

マクロビ酵素は、この中性脂肪低減作用があります。また悪玉コレステロールを減らす働きもあります。マクロビ酵素を用いたフローラダイエットは、瘦せて（太って）、そして若返り健康を維持する、夢の治療法と言えそうです。

第4章

アドバンスフローラダイエット

「フローラダイエット」は、すでに高輪クリニックグループで500名強の方が実践しています。そして体験者の満足感による高い成功率を自負しています。

短期間で10キロ痩せるには？

ダイエット希望者の中には、短期間で体重を10キロ落としたいという方もいらっしゃいます。正しいダイエット知識がないままむやみに短期間で痩せようとすると、老化が加速したり、健康状態を害したり、一端うまくいっても、短期間でリバウンドしてしまう恐れがあります。

そこで我々は各種検査結果から、目的の痩身にかける期間と目標体重を設定します。体重10キロ減を目標とする方には、通常6か月を目安にしていただきます。しかし、ときには短期間の目標設定にできる方もいます。

このように、個人差がとても大きいことをまずはお伝えします。

患者さんの希望ばかりに合わせて目標設定するのは実現不可能なことが多く、また達成しても不健康になっては本末転倒です。

ここでは、個々人に合わせた健康的に効率よく、体重マイナス10キロ以上を実現するために押さえておきたいポイントを解説していきます。

★BMIを求める

ダイエットプログラムに入る前に、目標体重が適切に設定できているかの基準となる主要素の一つがBMIです。BMIとは、肥満度を表す体格指数のことです。

BMIは、体重（キロ）÷（身長（メートル）×身長（メートル））の計算式で求められます。

BMIの数値が22は「最も病気になりにくい」とされています。

ダイエットは、健康のためにもBMI＝22を目指すとよいでしょう。

BMI35以上の方は、10キロ減を早期目指すべき方です。

「1日でも早く目標体重まで落としたい！」「すぐに痩せたい！」そう思っているかもしれません。

しかし、体重を一気に減らしてしまうと、体がエネルギーをなるべく消費しないように「省エネモード」へと切り替わります。

これは、体が「急激に体重が減って、体内のエネルギーが少なくなっている」ことに危機感を感じて、貴重なエネルギーをできるだけため込もうとするためです。この機能が、前述した「ホメオスタシス」なのです。

この機能が強く働くと、痩せにくく太りやすい体質になってしまい、ダイエットの妨げになります。

★10キロ痩せる「アドバンスフローラダイエット」のポイント

ベーシック手法に加えて、実施するべき科学的根拠のある方法についてお伝えします。マイナス10キロを実現するために大切な六つの基本ポイントについて解説します。

①遺伝子別の戦略　②口腔内・腸内フローラ別の個人戦略　③摂食中枢の神経バランス

④ミトコンドリア機能低下の改善　⑤酵素バランス（消化酵素分泌優位から代謝酵素分泌

優位）　⑥オーダーメイド戦略

①遺伝子別の戦略

短期間で一気に体重を落とすには、さまざまな遺伝子別にコントロールをすることが重要です。つまり、個々人の遺伝子を動かす体質・気質に合わせたオーダーメイド痩身法を採用することです。体重増減に関する遺伝子だけでなく、運動や性格を動かしている遺伝子にも注目が必要です。

万人にあてはまるダイエットの基本は、三大栄養素「炭水化物」「脂質」「タンパク質」の比率、いわゆる「ＰＦＣバランス」を整えることです。しかし、遺伝子発現によって個々人のＰＦＣの優先度が異なります。

例えばＡＤＲＢ２変異型の方がしっかり摂っていきたいのは、筋肉の材料である「タンパク質」。

この遺伝子型の方は、タンパク質が不足すると、筋肉が落ちやすく、基礎代謝も減ってしまいます。そのためダイエットには不可欠の栄養素と言えます。さらにタンパク質は筋肉だけではなく、肌や爪、髪の毛など体のさまざまな部位の材料でもあります。不足が続くと、肌や髪もボロボロになります。

この型を持った方がキレイに痩せる上でも、毎回の食事でしっかり良質なタンパク質を摂る必要があります。

タンパク質量を増やして炭水化物を極端に減らす食べ方を「ケトジェニックダイエット法」と言います。これを長きにわたり継続すると、老化が進み、ケトン体による副作用があることがわかっています。

しかし最近の論文からは、断食的ケトジェニックは、かえって細胞老化を阻止し、毎日1食のケトジェニックは若返りにも効果的で、ダイエットにも有効と判明しています。さらにフレイル（筋力低下）の改善につながることもわかっています。とくにADRB2変異型の方にとって、ダイエットのためにプロテインファーストは、基本中の基本です。

【遺伝子別痩身法にかかわる遺伝子】

・ADRB2
・ADRB3
・UCP1
・ACTN3
・PQC12
・MTHFR
・Mn-SOD
・FCER1A
他10種類

遺伝子に合わせた食材、食べるべきものと避けるべきものは個々人で全く異なります。さらに食べる順番も遺伝子別に変える必要があります。遺伝子別に個々人の最適な食事法で効率的に痩せたり、肌肉をつけたりすることができるのです。（遺伝子検査のお問い合わせは高輪クリニックグループ事務局まで＝巻末）

体重を落とすには1日の消費エネルギーを増やすことも大切です。食事と同時に毎日の活動量も見直す必要があります。

また、1日の消費エネルギーの7割を占める「基礎代謝」を増やすことも、マイナス10キロ達成の近道です。

基礎代謝を増やすためには、筋肉の量を増やすことは必須で、最も有効なのは、遺伝子に合わせた運動法の選択です。

万人に適する運動はウォーキング。毎日7500歩以上をスマホで確認しましょう。食事のコントロールと運動モチベーションの維持も、遺伝子別に実施すると成功率はあがります。

遺伝子別の食事や運動の次に重要になるのが、中枢神経、とくに摂食中枢のコントロール、消化酵素・代謝酵素のコントロールです。

摂食中枢コントロールには、よく噛むことが何より重要です。そして、新たな論文からは、食欲のコントロールに植物発酵エキスと、「ニンニクエクソソーム」が注目されています。

またGLP—1は、一般にすでに知られているとおり、食欲抑制効果があります。酵素は、断続断食で腸内環境を整えて腸内酵素を豊富に分泌できれば、消化酵素と代謝酵素の不足を補える可能性が指摘されています。

②口腔内・腸内フローラ別の精密戦略

腸内フローラには、食べたものの消化・吸収・代謝を助けたり、発ガン物質の分解や排せつ、ビタミン、ホルモンの産生や免疫力の工場としての役割、病原菌・有害菌の感染を防いだり、糖代謝・脂質代謝を助けたりします。

また、酵素を活性化、悪玉菌の増殖の抑制、腸の蠕動運動を活発化、腸内pHの調整など、実に多様な役割があります。

なかでも注目すべきは、腸内フローラのビタミン、ミネラルなどを生成する役割です。

これらの役割から、「太る・痩せる」においても、腸内フローラの影響が大きいことがわかってきました。

これまで極端に食事を減らし、頑張って運動をしているにもかかわらず、ほとんど痩せられなかったという方は、「太る菌」に腸内が占められている可能性があります。

また、逆に何を食べても太らないという方も日本人には多いのですが、このような方たちは、腸内に「痩せ菌」が占めている割合が多いと考えられるのです。

さらに、腸内細菌によってビタミン、ミネラル吸収の過不足は大きく左右されます。

では、なぜ腸内細菌が全身に多大なる影響を与えているのでしょうか？

この作用機序は、腸内細菌から放出される「バクテリアエクソソーム」が持っている可能性が指摘され始めています。

「バクテリアエクソソーム」の中には、バクテリアの有するマイクロＲＮＡ（情報遺伝子）や内容成分が含まれています。

この小胞は、分子量の関係で全身をくまなく巡りますが、血液脳関門さえも貫通し、脳内に多大なる影響を与えていることがわかってきました。

バクテリアエクソソームの存在が発見されるまでは、腸内フローラが放出する代謝産物が薬効の主役と思われていました。しかし、これだけでは説明のつかないことが多々あります。腸内フローラの全身への影響の作用機序が、ここにきてエクソソームで一気に解明してきたのです。

「バクテリアエクソソーム」は、腸を離れ全身を駆け巡る。それは血液脳関門さえも貫通する。脳に入り込んだバクテリアエクソソームは、脳神経細胞の中にまで容易に入り込む。そして、ヒトの細胞に遺伝子レベルでの介入をしているのです。

私たち人間は、ヒトの細胞37兆個に対して、100から1000兆個以上のバクテリア細胞を有しています。それぞれの細胞から放出されるエクソソームの割合は、平均して1対9です。

人間は、エクソソームレベルでは、ヒト1対バクテリア9のハイブリッド生命体と言えそうです。そして「バクテリアエクソソーム」は、常にヒト脳細胞に介入しているのです。痩せようとしているのに「バクテリアエクソソーム」が脳神経に「食べちゃえばいいじゃん！」という情報を流せば、痩身治療に失敗してしまいます。

腸内フローラはダイエット成功の要と言えそうです。

③摂食中枢の精密中枢神経バランス

第3章で軽く触れましたが、ここでは詳細に中枢神経への対応の仕方をお伝えします。肥満の方の多くは、摂食中枢でレプチンが多くてもレプチンが効きにくくなっている、つまりレプチン抵抗性になっていると考えられます。

レプチンは脂肪細胞から放出されるホルモンであり、脳内の摂食行動をコントロールしている摂食中枢に働きかけ、摂食本能を強力におさえます。

キーワードは「レプチン抵抗性」です。

満腹中枢が「満腹」と感じ、食欲を止めにかかるまで、食べ始めてから20分ほどかかります。食べるスピードが速すぎると、満腹中枢が満たされる前に多く食べてしまい、結果的に肥満につながるのです。

時間をかけてゆっくり食べるだけでも、肥満は予防できます。とにかく、食物をよく噛むことが肝心なのです。

ところで、肥満になるとレプチンが増加するのはなぜですか?とよく聞かれることがあります。

レプチンは脂肪細胞からつくられ、脂肪の量を脳に伝える役割を持っています。脂肪細胞が増えるほど、レプチンの分泌量が増えるのです。

ここでポイントは、肥満の方の多くは、レプチンが効きにくくなる「レプチン抵抗性」から、食欲を止められなくなることです。満腹中枢を刺激するためには、時間を十分にかけて食事をとることが重要なのです。

「ゆっくりよく噛んで楽しく会話しながら」と、厚労省から出ている食べ方の注意点は、理にかなった肥満予防です。

〈摂食中枢の医学的刺激法〉

摂食中枢を医療システムで刺激することができれば、ダイエット中、空腹によるつらさを緩和できるはずです。これに用いる方法が複数登場しています。

①GLP―1アゴニスト

昨今話題になっている糖尿病薬「リベルサス」「マンジャロ」、若返り薬「メトホルミン」などの内服は、体重を一気に落とすには有効です。

満腹中枢を物理的に刺激して食欲を落とせることが痩身効果につながるからです。副作用は少ないと言われていますが、薬物ですからゼロではありません。

いずれも糖尿病薬であり、飲み合わせによる副作用もあります。これらの薬物が使えない方には「ニンニクエクソソーム」を採用します。

②ＴＭＳ（経頭蓋磁気刺激治療法）

うつ病に対して有効性が認められているＴＭＳ治療が、食欲コントロールにも効果があることが論文で公開されています。

過度の食欲を抑え、食欲減退は逆に刺激して食欲を高める、とても都合の良いさじ加減をしてくれる妙法です。副作用がない夢の食欲コントロールマシーンと言えそうです。

ＴＭＳは一定強度、周波数での磁気刺激によるうつ病や、初期の認知症にも効果が認められていますが、食事に対する過度な依存心のコントロールにつながります。

実際には、5分間×3セットを1回として10回実施していただきます。

基礎編でお伝えした方法と、これらの方法のコンビネーションでダイエット効果を増強します。

TMS治療

視床下部に存在する接触中枢を適度に磁気刺激します。
食事に対しての過度の依存心を適度にコントロールする先進医療。

この方法で肥満と気鬱の解消を狙います。
TMS　5分間を3セット、これを5～10回実施。

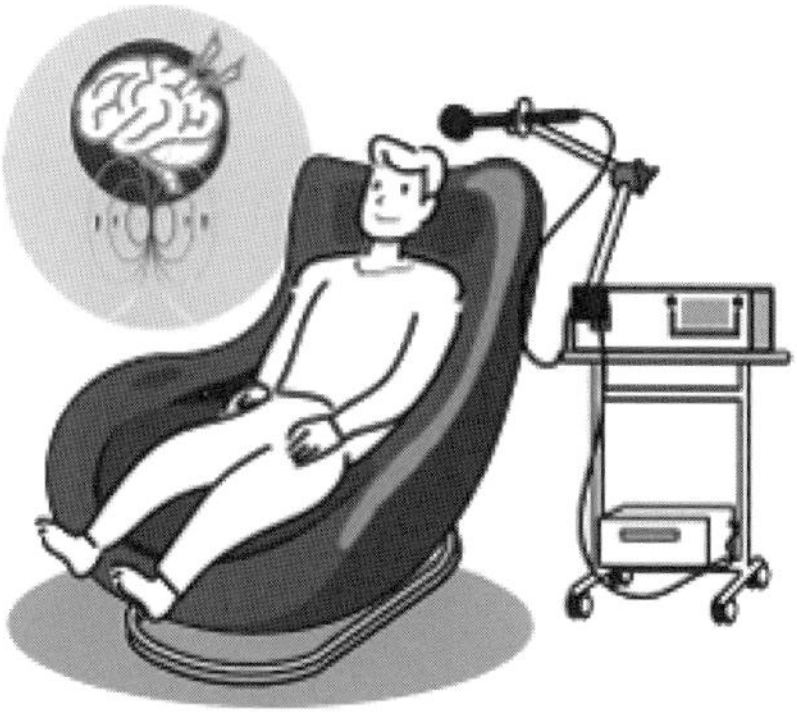

④植物エクソソーム

食欲抑制には「ニンニクエクソソーム」、食欲増進には「生姜エクソソーム」が、マウスの実験では有効性を示しています。

人臨床のエビデンスはこれからですが、臨床経験から植物エクソソームがダイエット治療のエースになることを我々は期待しています。

⑤ミトコンドリア機能改善

ミトコンドリア機能低下によるエネルギー消費が減少してしまうことは、肥満対策には重要な課題です。

ミトコンドリア機能を低下させる要因として、ビタミン、ミネラル不足、腸管カンジダや重金属などの毒素の蓄積などが考えられます。

さらに腸内環境のアンバランスが引き起こすこともわかってきました。

ミトコンドリア活性に効果的なのが有機酸です。腸内環境が乱れると、この有機酸が不足するのです。

また、水素ガス、水素水内服もミトコンドリア活性に効果を発揮します。ミクロレベルでのミトコンドリア機能低下は活性酸素、とくにヒドロキシラジカルの蓄積が原因です。これを水に変換するのが水素ガスと水素水なのです。

ミトコンドリアがしっかり機能すれば、消費カロリーは増加し、痩身につながります。

また、筋肉をつくる働きが高まりサルコペニア肥満改善にも有効です。

水素がミトコンドリア活性を起こすのは、活性酸素種の中でも、最も酸化力が強いヒドロキシラジカル（ＯＨ）を消去するからです。

ところで活性酸素が発生する原因は大きく分けて三つあります。

1．呼吸による酸素の取り込み：O_2は エネルギーを生む反面、活性酸素を生み出す諸刃の効果。

2．免疫由来の活性酸素：マクロファージ（免疫）が外部から侵入してきた細菌を退治し、活性酸素を生み出す。

3．異物処理：食品添加物や排気ガスなどの異物を処理する際に発生。

これらで発生する活性酸素は身体を守る働きもあります。しかし、ミトコンドリアの中に発生したヒドロキシラジカルは、ミトコンドリアの機能を落とし、ガン化と老化につながるのです。そして、エネルギー消費が落ち、肥満につながります。

水素ガスや水素水を用いて効率よくミトコンドリアを活性化するには、二つの方法があります。

①水素タンブラーでの定流量水素ガスを長時間（6時間程度）毎日吸入

②高流量（5・6リットル）水素ガスを1時間程度吸入。そして水素水も1日あたり200ミリリットル～300ミリリットル程度飲用。

⑥酵素不足補充

先述のとおり酵素とダイエットには深いつながりがあります。酵素が不足すると、美容の観点から見てもデメリットばかりです。ここでは、酵素不足の原因を考察します。

酵素は、人が生きていく上で欠かせない物質です。酵素は消化や吸収、新陳代謝を促進します。

「消化酵素」と「食物酵素」、そして「代謝酵素」の三つに分けられます。

消化酵素と食物酵素は、食べた物の消化分解を、代謝酵素は新陳代謝と合成を助けてくれる酵素です。

美と健康創造には、これらの酵素分泌のバランスをとり、消化や吸収、新陳代謝を正常に保てる体づくりを行う必要があります。

●酵素不足の影響

何らかの原因で酵素が不足すると、さまざまな愁訴が出現しやすくなります。

酵素は取り入れた栄養素を分解・合成してくれる物質です。酵素が不足することによって代謝が鈍くなり、栄養素が正常に吸収されず、血液中にも不足し、各臓器への配達が行き届かなくなるのです。

実際に起こる現象としては、肥満、るい痩、体温低下、便や尿の滞り、睡眠の質が落ちる、など多種多様です。

しっかり食事をしても、酵素不足によって分解・合成されなかった栄養素は、血液まで運ばれずに体内に残ります。つまり食材は取り込んでも、有効利用されず無駄な栄養素になってしまうわけです。

適度に運動をして、理にかなった食事をしているにもかかわらず、痩せない、逆にしっかり食べても太れない、というときは酵素不足を疑ってみるべきです。

次に、酵素が不足してしまう原因と対策について考察します。

1. 加齢

酵素は年齢を重ねるごとに減少していきます。そして胃もたれしやすくなった、あまり多く食べられなくなったと感じたことがある方も多いのではないでしょうか。

これは酵素が減少していることも原因です。加齢による酵素不足、ひいては消化吸収力低下には、酵素の材料となる補酵素の補充が必要です。

2. 睡眠不足

寝ている間は、とくに酵素が多く生成され分泌されます。

したがって、睡眠不足になると酵素がうまくつくられず、酵素不足に陥ってしまうのです。

ここでいう睡眠不足とは、時間だけの問題ではなく、質の高い睡眠を適度にとるということです。

長時間寝ているはずなのに血行や代謝が悪いと感じる場合は、質の良い睡眠がとれていない可能性があります。

3. 食生活

食事に無頓着だと酵素不足になるケースがあります。

いつもファストフードを食べている、野菜や果物が少ない、食事の時間がバラバラなどの食生活は、酵素を助ける補酵素不足、ひいては酵素不足に陥る可能性があります。

食物酵素が豊富な食品を食べたからといって、その酵素がそのまま体内で働いてくれるわけではありません。食事で摂取できるのは、食物酵素と消化酵素と代謝酵素の原料となる補酵素です。ファストフード、農薬系野菜は補酵素の含有量は極めて少ないのです。

4. ストレス

ストレスホルモンの分泌によって酵素の消費量が上昇することがわかっています。

食事に気を遣い、質の高い睡眠をとっていても、ストレスが蓄積し、ストレスホルモンの過剰分泌につながっていれば酵素不足に陥ることになります。

5. 生活の中で食物酵素を効率よく取り入れる方法

食物酵素がそのまま消化酵素・代謝酵素として働くことはない、と解説しましたが、酵素が含まれている食品を食べる意味がない、ということではありません。

食物酵素はパイナップルや大根に含まれていますが、質量ともに少ない存在です。

一般に手に入る、食物酵素、酵素ドリンクと呼ばれているのは、ビタミンB群などの補酵素を含有した発酵植物エキスです。したがって正しくは補酵素食物、補酵素ドリンクと呼ぶべきです。

これらを断食中に摂取して効率よく吸収させ、消化酵素、代謝酵素の不足を補うことはとても重要です。かつ、補酵素ドリンクには強い酸味があり、断続断食中の空腹感をやわらげ、ダイエットを楽にしてくれます。

6. 腸内酵素

実は酵素には、第4番目の存在が見つかっています。

それが腸内微生物が分泌する酵素「腸内酵素」です。

いまだ解明されていないことが多い酵素ですが、量は「消化酵素」「代謝酵素」「食物酵素」よりも多く、「腸内酵素」が身体を大きく動かしていることがわかってきています。

酵素の観点からも、腸内フローラバランスをとることは健康づくりにおいて、とても重要なのです。

⑦ダイエット補助サプリメント

以下、高輪クリニックで実施しているダイエット補助サプリメントをご案内いたします。

◎生姜エクソソーム歯磨きとサプリメント

①シンバイオＥＸ

肥満菌であるＰ．ジンジバリス菌と戦うと言われている「生姜エクソソーム」が入っている歯磨きペーストが「シンバイオＥＸ」です。

これには、さらに2種類の微生物が含有されています。プランタラム菌とブルガリス菌、いずれもプロバイオティクスとして働きます。シンバイオＥＸはこの二つの菌に

「生姜エクソソーム」を加えた歯磨き粉です。

②プロおやつ

本製品にはガセリ菌とラムノーサス菌が含有されています。

③バイタルタンサー

ビフィズス菌や酪酸菌などが出す酪酸、酢酸、プロピオン酸などの短鎖脂肪酸が大量に含有されています。これらの菌を補給することにより、腸内フローラを整えて健康維持をサポートし、活力に満ちた生活が送れるよう応援します。

④カンジダーゼ

これはサルコペニア肥満の原因であるカンジダ・アルビカンスに作用します。カンジダはリーキーガット＝腸もれからの不定愁訴をひき起こします。

⑤グルテーゼ

小麦を分解する分解酵素です。パンやパスタを好む方は、食べる前に摂っていただきます。グルテンを分解します。筋肉の増大を目指しましょう。

⑥カーボキャンセラー

シロインゲン・ギムネマという成分によって炭水化物の分解をブロックします。さらに身体の代謝を上げる働きがあります。

⑦アーキア

バクテリアの先祖である古細菌の代表格で、アーキアは火山灰から取れる岩石の中に生息しています。古細菌は生命力が極めて高く元気の源です。

⑧ダイエットのための「エクソソーム治療」

エクソソームとはあらゆる生き物から放出される、細胞が分裂する際に放出する小胞です。エクソソームは含有遺伝子によって効果は千差万別です。我々はダイエットに「臍帯WJ幹細胞エクソソーム」を利用しています。

○「幹細胞エクソソーム」

数ある幹細胞エクソソームの中でも、「臍帯幹細胞」、赤ちゃんが生まれたときに切り取られる臍帯の幹細胞から抽出した「臍帯ウォートンジェリー幹細胞エクソソーム」を、我々は順天堂大学医学部の連携講座で研究しています。

このエクソソームは各種疾患の改善やアンチエイジング効果が高いことが複数の論文で証明されています。

幹細胞とは、さまざまな細胞に分化できるニュートラルな細胞のことですが、現在、幹細胞は再生医療新法に基づき各種難病治療目的に使われています。

脂肪や乳歯歯髄、さらに歯肉からそれぞれ幹細胞を取り出し、培養すると培養上清液が産生されます。

培養上清液中にはサイトカインやケモカイン、増殖因子、エクソソームなど液性因子が含有されています。

至適濃度（適した濃度）のエクソソームが入っている培養上清液を生体に戻すことによって、組織の修復や、免疫調整、抗炎症作用が確認されています。

その効能や効果が多数の論文で謳われていますが、「臍帯幹細胞エクソソーム」に関する論文数は現時点で３３０本を超えています。

その中には、難病と言われる「多発性硬化症」への有効性を示す論文もあります。

古典的治療では、多発性硬化症に対して効果的な治療法は極めて少ないのが現状です。我々は現時点において、主に創傷治癒に本エクソソームを利用しています。さらに、近々「多発性硬化症」をはじめ、自己免疫疾患治療を開始すべく準備を粛々と進めているところです。

「WJ＝ウォートンジェリー」は、臍帯幹細胞の中でも一番若々しく良質な幹細胞を含む組織で、赤ちゃんの臍の緒から採取します。これは、臍の緒の動脈と静脈の周囲にたくさんに存在します。

WJには、赤ちゃんを健やかに育てるための幹細胞が豊富に含まれているのです。「ウォートンジェリー」から取れた幹細胞を培養した際に放出されるエクソソームが「臍帯ウォートンジェリーエクソソーム」と呼ばれ、健康づくりや若返りに有効な遺伝子（マイクロRNA）が含まれているのです。

「ウォートンジェリーエクソソーム」の優れた能力の一つは、細胞増殖を速めることです。

さらに、抗酸化作用が強いことも特徴です。

また、創傷部位の修復作用が強いケモカインなどの物質が、エクソソーム中に多いこともわかっています。

加えて、若返りにつながる成長因子、増殖因子も産生しますが、とくに皮膚を若返らせるFGF1、2、脳神経を元気にさせるNGFとBDNFが包含されています。

酸化ストレスから神経細胞を保護する効果が高く、神経細胞機能の低下を予防することに期待がかかります。

また神経突起を伸ばす活性が高く、脳出血、脳溢血、脳梗塞で損傷を受けた脳神経の再生能力を向上させます。

損傷した部位の血管新生を早め、動物実験レベルでは、生体に有害な物質（細胞外マトリクス）を産生することはほとんどありません。いわばメリットづくしです。

2021年から中国では、「臍帯WJ幹細胞エクソソーム」のヒト臨床研究が進んでいます。

注目すべきは、打つ手のないとされていたコロナの後遺症に対して、有効性を示すエビデンスが公開されたことです。

その他、脂肪、骨髄、歯肉、月経血などの「幹細胞エクソソーム」の各種疾患に対しての有効性を示す論文が多々出ています。抗酸化作用の強さにおいては、なかでも「臍帯WJ幹細胞エクソソーム」が抜きん出た能力を有しているのです。

エイジングケア、および体重のコントロールには、「臍帯WJエクソソーム」の点鼻治療を推奨しています。肥満・るい痩・サルコペニア肥満対策に用いていますが、共通して起こる現象は若返ったような体調感です。「幹細胞エクソソーム」治療で体調が整い、若いころの健康な体格・体質に戻るような治療が、費用面を含めて、誰でも気軽に受けられるようになることを期待しています。

第２種幹細胞治療、WJエクソソーム治療

痩身治療および抗老化医療に再生医療を提案しています。

第２種再生医療

低酸素培養した脂肪由来幹細胞を用いた再生医療。高輪クリニック系列のCPCでの幹細胞培養は老化因子を減少させブラッシュアップした幹細胞を用います。

第３種再生医療

PRP療法、NK細胞療法などで癌予防と抗老化を狙います。

臍帯WJエクソソーム治療

MISEV2023国際基準に準拠したWJ幹細胞由来エクソソーム、歯髄幹細胞由来エクソソーム、脂肪由来エクソソームなど各種リソースから提供していきます。

10キロ痩せるための「アドバンスフローラダイエット」のまとめ

本プログラム実施中は、毎日アプリとともに瞑想とヨガ（呼吸法と体操）を実践していただき、精神の安定、体重コントロールへのモチベーション維持を図ります。瞑想・呼吸法・体操はヨガに欠かせない三要素であり一対です。このプログラムをきっかけに、一生の習慣にしていただくことをお勧めします。

①遺伝子別ダイエット法の実施
②口腔内腸内フローラ環境の改善
③集中断続的断食
④マクロビ酵素とニンニクエクソソーム内服
⑤断続断食
⑥断食中の中枢神経コントロール（薬物・ＴＭＳ）
⑦マクロビ酵素、水素化植物エクソソームの内服

⑧ダイエットサプリメント

①遺伝子別に食べる順番、食べるべき食材、避けるべき食材、適正運動、頻度等について情報を入手。これを日常に落とし込み習慣化することが重要です。

②歯科医院でのプロフェッショナルクリーニングと、口腔内・腸内環境を整えるオーダーメイドのレシピの内服が重要です。目安は3か月から6か月。いったん新しい腸内環境が確立すれば、終身腸内環境のバランスは維持される可能性が高まります。

③初日は朝食抜き、昼食と夕食。2日目は夕食のみ。3日目は完全断食。4日目は夕食のみ。5日目は昼夕の2食。6日目は完全断食。7日目は夕食のみ。この繰り返しを1か月間続けます。

④空腹感を満たすために、酸味の強いマクロビ酵素（12年醸成または8年醸成）を断食時に内服。同時に水素水も内服します。この際の水素水には、「ニンニクエクソソーム」を用います。さらに、水素ガス吸入は1日あたり30分から1時間。

⑤その後の継続断食では1日2食の継続。

⑥マンジャロ週1回皮下注射。オプションでTMS（1回3セッション）を10回。

⑦マクロビ酵素は、８年醸成、または12年醸成物を断食時に内服または飲用します。
⑧必要に応じて「フローラダイエット」を補助する「バクテリアエクソソーム」入りサプリメントのを内服し、「フローラダイエット」の成功率を高めます。

瞑想の究極の効果は自己実現です。

「フローラダイエット」を実践し、自分自身の描く理想の人生を歩んでいただければ幸いです。

断続断食中、発酵植物と植物エクソソームで食欲コントロール（水素化技術応用）

断続断食は、医師の管理・指導の元で実行。

「安全で効果的なファスティング」の基本は、生命活動に支障をきたさないよう適度なエネルギーと栄養を取りながら、計画的に行うものです。

断続断食はオートファジーダイエット（1日2食、昼と夜または朝と昼）を2か月間。1か月間は3日に1回の断食を実施。

発酵植物と断続断食で自然治癒力や免疫力 UP、体質改善の効果が期待できます。痩身、サルコペニア肥満解消。さらに各種慢性疾患の治癒力、免疫力UP、体質改善を誘導します。

※植物エクソソーム内服時に水素を併用することでエクソソームの吸収率を上げます。

第5章

痩せている方のための パワーフローラダイエット

1．パワーフローラダイエット

痩せたい方に対しての啓蒙本や情報は、巷にあふれかえっています。

しかし、太れない方、痩せすぎの方、サルコペニア肥満、フレイルの方に対しての情報が少ないと感じているのは私だけでしょうか。

ここからは健康に体調を整え、そして筋肉をつけ、体脂肪率を落として体重を増やす方法をお伝えしてまいります。

○るい痩は高リスクな状態

るい痩とは……ＢＭＩ18・5未満は低体重に分類され、一般的に「痩せ型」と呼ばれます。あくまで目安ですが、ＢＭＩが18・5を下回ればガリガリの状態に近づくと言えるでしょう。

日本肥満学会の定めた基準では18・5未満が「低体重（やせ）」、18・5以上25未満が「普通体重」、25以上が「肥満」で、肥満はその度合いによってさらに「肥満1」から「肥満4」に分類されます。

現在、研究が進み、ＢＭＩが低く痩せすぎの方にも健康リスクがあることが明らかになっています。

２０１１年に国立がん研究センターが発表した長期追跡型の調査においては、太りすぎ（ＢＭＩ：30・0～39・9）より、むしろ痩せすぎ（ＢＭＩ：14・0～18・9）のほうが死亡リスクは高いという研究結果も出ているのです。

○るい痩の対策について

脂肪組織が病的に減少し、〝やせ〟の状態が著しい状態です。

一般的に標準体重を20パーセント下回ること、あるいは6か月以内に10パーセント以上の体重減少がある場合をいいます。

るい痩の最大の原因は遺伝子発現と言われていました。しかしここにきて判明したのは「腸内フローラバランス」が主原因ということです。

薬の副作用による食欲不振や、高齢者であれば、むせたり、飲み込みが難しくなったりする嚥下障害で、食欲が落ちる場合もあります。また、偏食が原因で、必要な栄養素の摂取量が不足し、るい痩につながるケースもあります。

しかし、何より痩せすぎていて太れないケースの主な原因は、腸内フローラにあるのです。したがって、後述するとおり、腸内フローラの改善が、るい痩対策には最も重要と言えます。

ここでは、痩せすぎ、るい痩対策とサルコペニア肥満対策についてお伝えします。

○痩せすぎは太りすぎよりも危険？

成人のるい痩は、ＢＭＩが18未満で重症、15未満になると最重症と診断されます。痩せに伴い次第に筋力低下や疲れやすさを感じるようになります。

それに加えて、低血圧、心拍数低下、低体温、無月経、便秘、下肢のむくみ、皮膚の乾燥などの変化がみられます。

昨今の研究の結果、中高年の日本人にとって死亡リスクが最も低くなるＢＭＩは、21〜27の範囲であることが示されました。

さて、再度ＢＭＩの計算式を見てみましょう。

体重（キロ）÷身長（メートル）×身長（メートル）で計算します。

ＢＭＩ18・５未満で「痩せすぎ」になりますが、ＢＭＩ18未満になると、女性は月経が止まる可能性が高くなると言われています。例えば、身長１６０センチの方なら、ＢＭＩ18でおよそ46キロになります。

15歳以下では性別や年齢を考慮して、ＢＭＩ－ＳＤＳや標準体重との比で評価します。小児心身医学会のガイドラインでは、標準体重の65パーセント、ＢＭＩ15（ＢＭＩ－ＳＤＳでおよそマイナス４・０に相当）の方は入院治療が必要とされています。

高齢者のＢＭＩ18未満は、健康寿命を短縮することがわかっています。太りすぎよりも痩せすぎのほうが、生物学的年齢を上げてしまうことも明示されています。

標準体重の65パーセント以下では入院が検討され、55パーセント以下では入院治療の絶対的な適応があります。外来、入院どちらでも少しずつ適切に食事を摂る取り組みを続け、身体的な管理を受けながら、患者が自身の抱える心理的な問題に向き合い、それを解決し、乗り越えていくことが必要になります。

○サルコペニア肥満

加齢や運動不足によって筋肉が減ったところに脂肪が蓄積すると、体重や見た目は普通なのに、体脂肪率が高く、筋肉が少ないという状態になります。この状態は筋肉減少（＝サルコペニア）に肥満が合併しているので「サルコペニア肥満」と呼ばれます。

サルコペニア肥満は、通常の肥満よりも生活習慣病などにかかりやすく、運動能力、とくに歩行能力を低下させるため、寝たきりになるリスクを高めます。

また、若いころと体重や体型はあまり変わらず肥満度を示す体格指数（ＢＭＩ）が標準でも、筋肉だった部分が脂肪に置き換わっている「隠れサルコペニア肥満」も問題になっています。

サルコペニア肥満ケアで最も効果的な方法は筋肉を増やすことです。

筋肉が増えれば基礎代謝も上がり、生体機能が底上げされます。

○サルコペニア肥満になる人の特徴

サルコペニアは高齢者に多く、75〜79歳の男女のおよそ2割はサルコペニアに該当すると言われています。いわば老化現象ですが、実は20〜30歳頃にはすでに進行が始まり、生涯にわたって進行し続ける方もいるのです。

しかし、通常サルコペニアは加齢が主な原因です。そして、サルコペニア肥満は老化を誘導する悪循環を起こします。

昨今は偏った食事と運動不足によって、サルコペニア肥満になる方が目に見えて増えています。一見すると太っているようには見えませんが、体内に内臓脂肪が多くついている状態で、メタボリック症候群と同じような不健全な臓器機能になっています。

○サルコペニア肥満の予防法

運動の直後にタンパク質を摂取すると、サルコペニア肥満の予防効果は高まるという研究報告があります。

また、ビタミンDによる筋力増加効果も報告されています。

筋力を増強させるためだけでなく、骨を強くするためにも、ビタミンDは効果的です。

ビタミンDは「さけ」や「しらす」などの魚類、さらに、きのこ類などに多く含まれます。

サルコペニア肥満の改善には生活習慣の見直しが必要です。とくに体質に合わせた栄養補給と運動、この二つが重要となるのです。

○サルコペニア肥満と薄毛の関係

サルコペニア肥満はＡＧＡ（男性ホルモン型脱毛症）の直接的な要因ではありませんが、ＡＧＡおよびＦＡＧＡ（女性脱毛）の進行を加速させることがあります。

肥満は遊離テストステロンを増加させ、脱毛因子の前駆体となるＤＨＴの生成も増やしてしまうからです。つまり、サルコペニア肥満体型の人がＡＧＡを発症すると通常よりも脱毛の進行が早まる可能性が高くなるのです。

サルコペニアが引き起こす代表的な症状は、以下のとおりです。

・転びやすくなる
・頻繁につまずく
・歩くスピードが遅くなる
・ペットボトルのキャップが開けにくい
・手すりにつかまらないと階段を上がれない

・疲れやすい
・ふくらはぎや手首が細くなる
・脱毛

サルコペニアの予防や改善には、筋肉量増加を目的として年齢、体力や体調に応じた運動・トレーニングを行うことが重要となります。

とくに、目的の骨格筋に負荷をかける筋肉レジスタンス運動とウォーキングや水泳などの低強度の有酸素運動を組み合わせれば、サルコペニアの予防や改善につながります。

サルコペニア肥満の方の健康寿命は男性で約9年、女性で約13年も短いとされています。したがって対策は極めて重要です。

さて、ここからは、「サルコペニア肥満」「るい痩」を根本から解決する先進医学が明かした新しい方法を紹介します。

2.「るい瘦」「サルコペニア肥満」に対してのフローラダイエット

①「サルコペニアフローラ」の検査と除菌

口腔内にサルコペニア肥満菌＝P．ジンジバリス菌が多い場合、まず口腔内肥満菌のプライマリーケアとして精密に除菌治療を実施します。

最も有効なPMTC（Professional Mechanical Tooth Cleaning）を施すことで、歯磨きでは除去しきれない汚れや、歯と歯肉の間に潜む細菌を定期的に除去することができます。

また高輪クリニックグループではELISA法を応用した【乳酸菌のマッチング検査】を実施しており、各人に最適な、筋肉を増強し、体重を増やし、体脂肪率をおとす菌を厳選して口腔内・腸内フローラ移植、または内服の提案をいたします。

通常内服は3か月～6か月間行います。

②「フローラダイエット」と「植物エクソソーム」

「生姜エクソソーム」には筋肉を増強し脂肪を燃焼溶解する作用と、満腹中枢を刺激し食欲を増進する働きが期待できます。

高輪クリニックグループでは、「るい痩」と「サルコペニア肥満」に「生姜エクソソーム」を用いた治療を開始しています。

根拠は、動物実験レベルでは筋肉と体重を増やすという明確なエビデンスがあり、高輪クリニックグループの臨床でも同様の好結果が出始めているところです。

③水素ガス・水素化エクソソーム

水素発生装置で水素ガスを吸入していただき、身体に溜め込んだ毒素（ヒドロキシラジカル）を抜きます。そして水素ガスを吸着した水素水に「生姜エクソソーム」と植物の有効成分をミックスすることで、砂漠状態の細胞に「植物エクソソーム」を効率よく吸収させることが可能になります。

つまり、『引き算』の後に、「植物エクソソーム」を『足し算』するわけです。

水素発生タンブラーと植物エクソソーム用セカンドタンブラーをジョイントして水素と

「植物エクソソーム」の両方を吸収できる仕組みになっています。

④伴走つき安全な断続断食

専属トレーナーが伴走することで、安全に、かつ筋肉と体重をつけながら体脂肪をおとすことが可能になります。何より的確なアドバイスにより、精神的にも安定しながら進められることが強みです。

「安全で効果的なファスティング」の基本は、医師・カウンセラーの管理・指導の元、生命活動に支障をきたさないよう適切なエネルギーと栄養をとることです。

準備期間から復食期間まで計画的に行わなければなりません（とくに、極度のるい痩とサルコペニア肥満対策は、医療機関での緻密な指導をお勧めします）。

万人におすすめなのは、1日のうち2食、昼と夜または朝と昼の間16時間断食して、8時間を食事の時間とするオートファジーダイエットです。総カロリーを3食分と同等にすることが重要です。

断食時には、発酵植物と「植物エクソソクーム」を並行して摂取します。これは各種慢性疾患の改善も期待できます。

そして、並行して実施するのが「瞑想」です。

瞑想はストレスの軽減やホルモンバランスの調整、睡眠の改善、ネガティブな思考を減らすなどの効果があります。そして、脂肪を燃焼させるホルモンや食欲を増進させるホルモンの分泌が促され、筋肉を自在に増やすことが可能になるのです。

3.「るい痩」「サルコペニア肥満」対策としての再生医療とエクソソーム療法

次に再生医療、エクソソーム療法についてお話しします。

再生医療には２種と３種があります。理想体重と若返りを同時に実現する妙薬、抗老化医療の出番です。

２種再生医療は、低酸素培養した脂肪由来の幹細胞を用います。

高輪クリニック系列羽田ラボのＣＰＣ幹細胞培養は、老化因子を減少させて幹細胞をブラッシュアップしています。

３種再生医療ではＰＲＰ療法とエクソソーム治療をコンビネーションにして抗老化をねらいます。

さらに、エクソソーム治療はＭＩＳＥＶ２０２３国際基準に準拠した「ＷＪ幹細胞エクソソーム」「歯髄幹細胞エクソソーム」「脂肪幹細胞エクソソーム」など、各種リソースから提供しています。

エクソソームリソースにはさまざまな種類があり、目的に応じて選択します。我々は経験上、「るい痩」「サルコペニア肥満フレイル」には、「臍帯幹エクソソーム」よりも「脂肪由来幹細胞エクソソーム」治療が有効と考えています。

4. 肥満対策・サルコペニア肥満対策サプリメント

①シンバイオＥＸ（微生物ナイトガード）

歯磨きの際と就寝中に増殖して全身の病原となる口腔内悪玉菌の増殖を防ぎます。

具体的には、含有される「生姜エクソソーム」でサルペコニア肥満の起因菌P．ジンジバリス菌を除去する効果が確認されています。

腸内フローラおよび口腔内フローラを整える「生姜エクソソーム」に加えて、抗菌作用の強いハーブが含有されており、化学物質は完全除去された食べられる歯磨き粉と言えます。汚れを除去する根源は発酵酵素で完全にオーガニックペーストです。

②バイタルタンサー（免疫アップ・有用微生物生産物質）

腸内フローラを整えて免疫力をアップさせ、かつ筋肉増強効果が期待できるバクテリア代謝産物です。疲労回復や睡眠の質を高める効果も期待できます。また下痢、便秘、腹痛、ガス漏れにも臨床上有効性が確認されています。

③カンジダーゼ（リーギーカット・アンチカンジダ微生物）

全身にはびこる肥満菌であるカンジダアルビカンスに拮抗する酵母（サッカロマイセス・ブラウディ）で、口内・膣・腸カンジダ症に対して改善効果を期待するものです。

また腸もれ（リーキーガット）症候群特有の症状、下痢、腹痛、ガスもれ、皮膚湿疹、アレルギー症状に対して有効性を発揮します。

④グルテーゼ（筋力アップ・グルテン分解酵素）

体質的にパンやラーメンなどに含まれるグルテンでお腹の問題を起こす方のためのグルテン分解酵素です。これは腸もれ症候群の解決の決め手になる可能性があります。

⑤アーキア（男性機能・造精子能力サポート・筋肉増強・女性更年期障害）

アーキアは男性機能向上、増精子作用、ＥＤ改善効果。精子の質を高める作用が期待できます。効率よく身体を大きくしたい、筋肉をつけたい方に最もおすすめです。古細菌アーキアそのものを摂取するものです。女性に対してもホルモンバランスを整える働きから、更年期障害改善に期待ができます。

5. 食欲増進のためのるい痩改善新薬

病後や老化に伴い、食欲が落ち、体力もなくなり、「るい痩」や「サルコペニア肥満」に陥っている方に有効な薬物開発は遅れていました。

しかし、ここ近年、何をやっても太れない方にとって朗報となる新薬が登場していま す。そのひとつが「グレリン様作用薬エドルミズ」です。

一般名称は「アナモレリン」で、グレリン受容体に作動し、作用を発現。

このレセプターは多くの臓器に分布しています。

その一つが脳下垂体と視床下部です。視床下部では食欲亢進作用があります。

脳下垂体から分泌されたGH（成長ホルモン）IGF―1を分泌させ、筋肉の合成を促します。さらにアナモレリンはGHの分泌を促進し、食欲を亢進します。

つまり、筋力アップと食欲向上から体重増加にいたるわけです。

肺ガン、胃ガン、肝臓ガン、大腸ガンが原因でのるい痩の方には保険適応になります。

副作用は肝機能障害と糖尿病の悪化などがありますので、医師の治療計画に従う必要があります。

薬物は経験豊富な医師の指導の下、処方されます。

第6章

症例集

提供：高輪クリニックグループ監修

オーガニックメンテナンス・千葉修司氏情報提供

※症例の内容に関しての詳細は 156、157 ページに記載の機関にお問い合わせください。

症例 1

初めてのダイエットでも安心の伴走付き

【症例 1　プログラム概要】

内　容：呼吸法・イメージトレーニング・瞑想・ストレッチ・自重トレーニングを中心に、ファスティングと減食を組み合わせた 1 か月集中プログラム。

費　用：**30 万円（税込）／自由診療**

目　的：身体と心の健康改善、代謝向上、減量、美容効果、体質改善。

進め方：
- アプリと伴走サポートで実施。
- 初回は身体計測・写真撮影、各種トレーニングの説明と実施。
- クライアントの体力に応じたペース設定。
- 進捗確認を通してモチベーションを維持。
- 最終回には成果を共有し継続的な健康維持を推奨。

＜副作用＞

1．**排毒症状(デトックス)**：初期の 3 日間に起こる可能性が高い。
- **症状**：頭痛、めまい、眠気、背中の苦しさ、口臭など。
- **対策**：天然塩を摂取、酵素を追加摂取、十分な休息。

2．**筋肉痛**：特に背筋などを使用する運動で発生しやすい。
- **対策**：無理をせずペースを調整。ストレッチを適宜取り入れる。

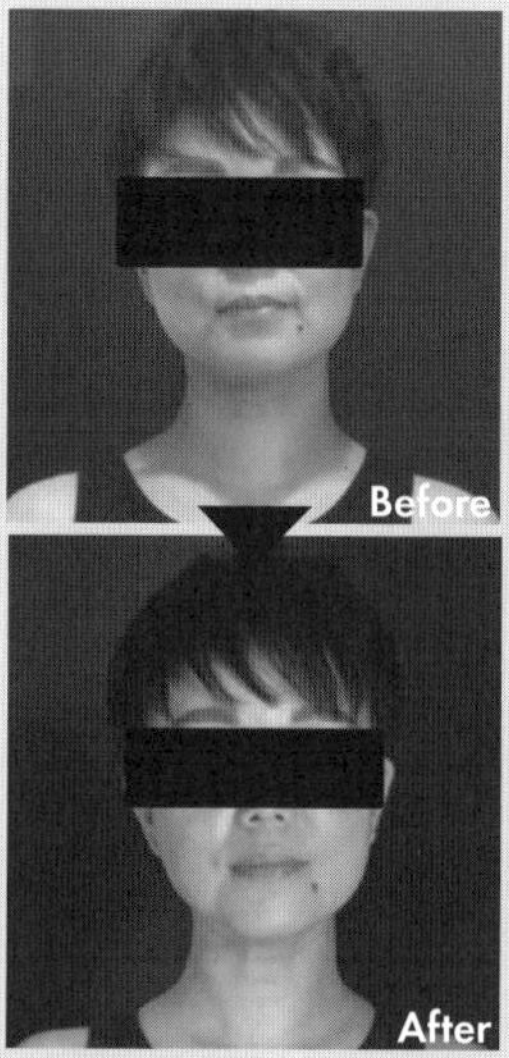
Before
After

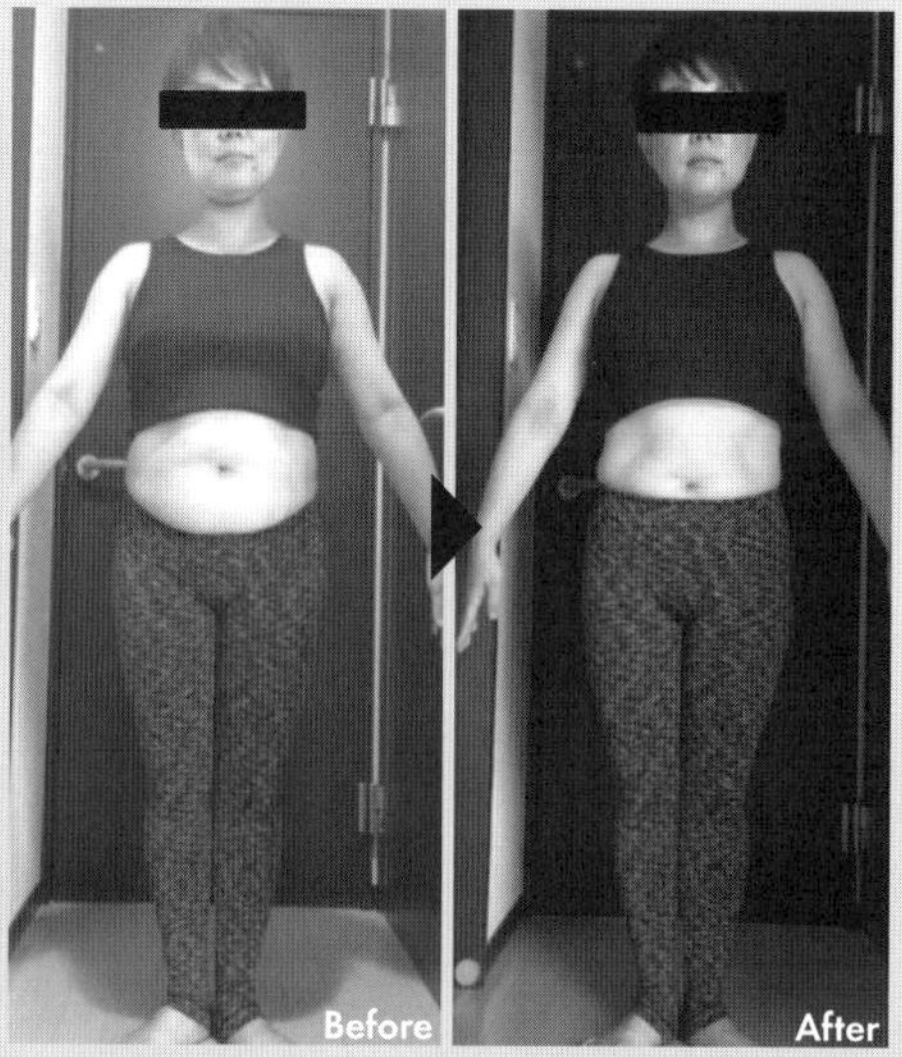
Before
After

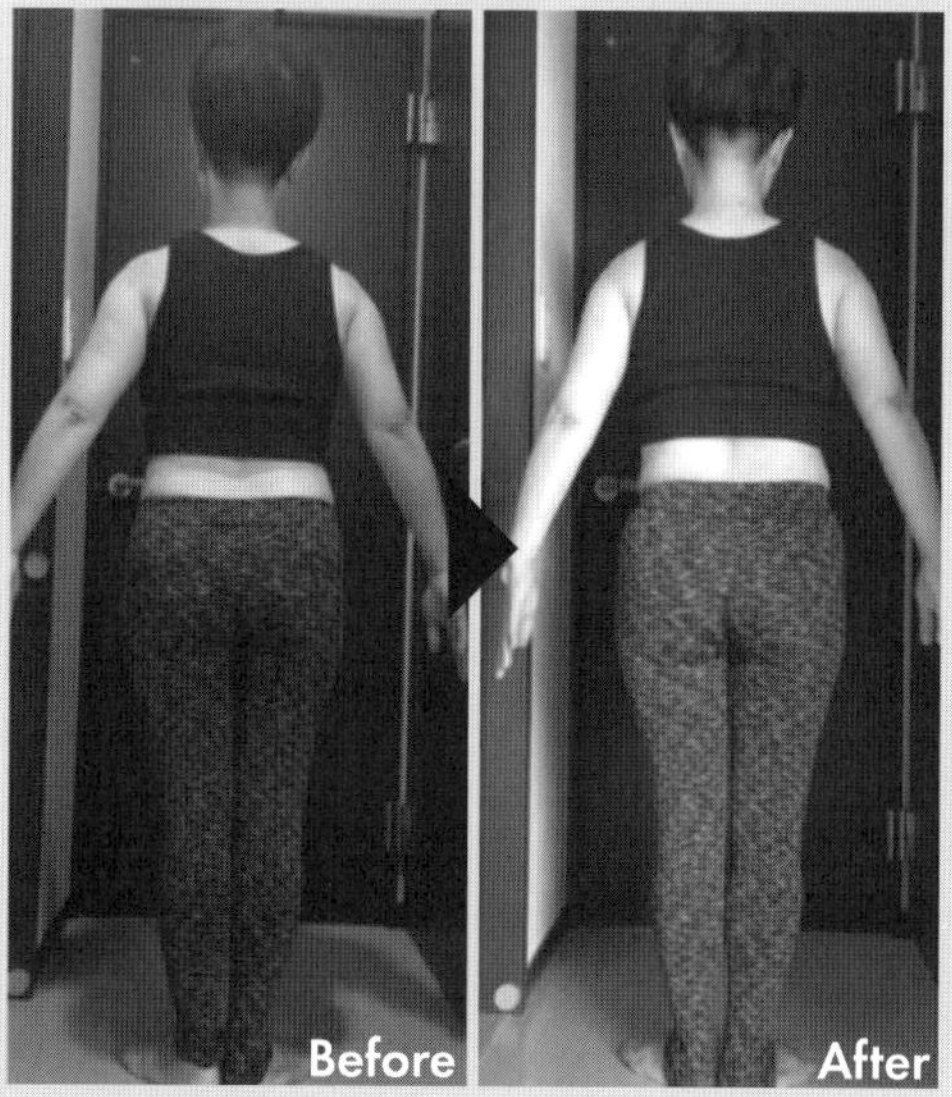
Before
After

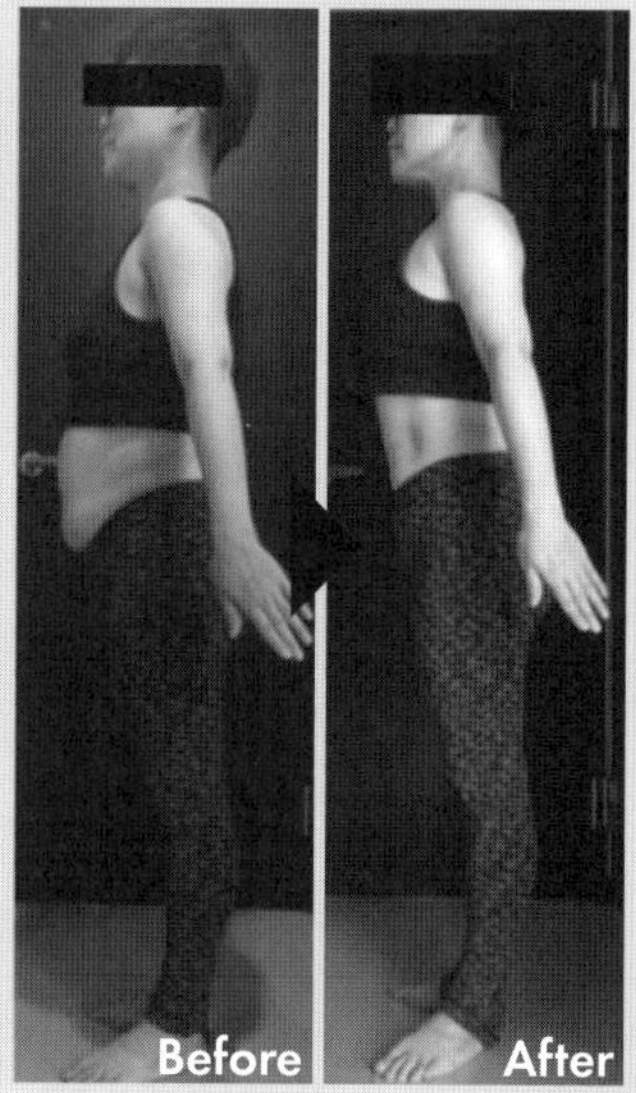
Before
After

症例２

１か月で7.7kg減の快挙！

【症例２　プログラム概要】

内　容：呼吸法・イメージトレーニング・瞑想・ストレッチ・自重トレーニングを中心に、ファスティングと減食を組み合わせた１か月集中プログラム。

費　用：30万円（税込）／自由診療

目　的：身体と心の健康改善、代謝向上、減量、美容効果、体質改善。

進め方：
- アプリと伴走サポートで実施。
- 初回は身体計測・写真撮影、各種トレーニングの説明と実施。
- クライアントの体力に応じたペース設定。
- 進捗確認を通してモチベーションを維持。
- 最終回には成果を共有し継続的な健康維持を推奨。

＜副作用＞

１．**排毒症状(デトックス)：**初期の３日間に起こる可能性が高い。
- **症状：**頭痛、めまい、眠気、背中の苦しさ、口臭など。
- **対策：**天然塩を摂取、酵素を追加摂取、十分な休息。

２．**筋肉痛：**特に背筋などを使用する運動で発生しやすい。
- **対策：**無理をせずペースを調整。ストレッチを適宜取り入れる。

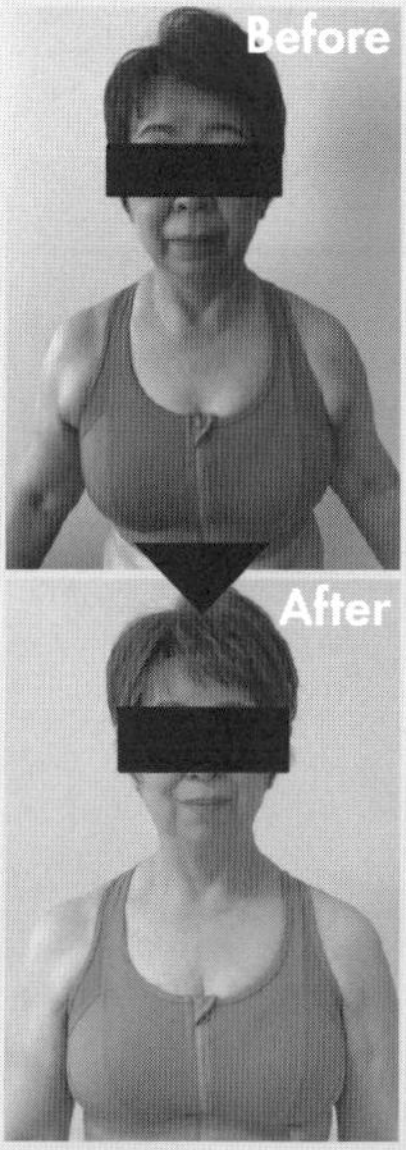
Before
After

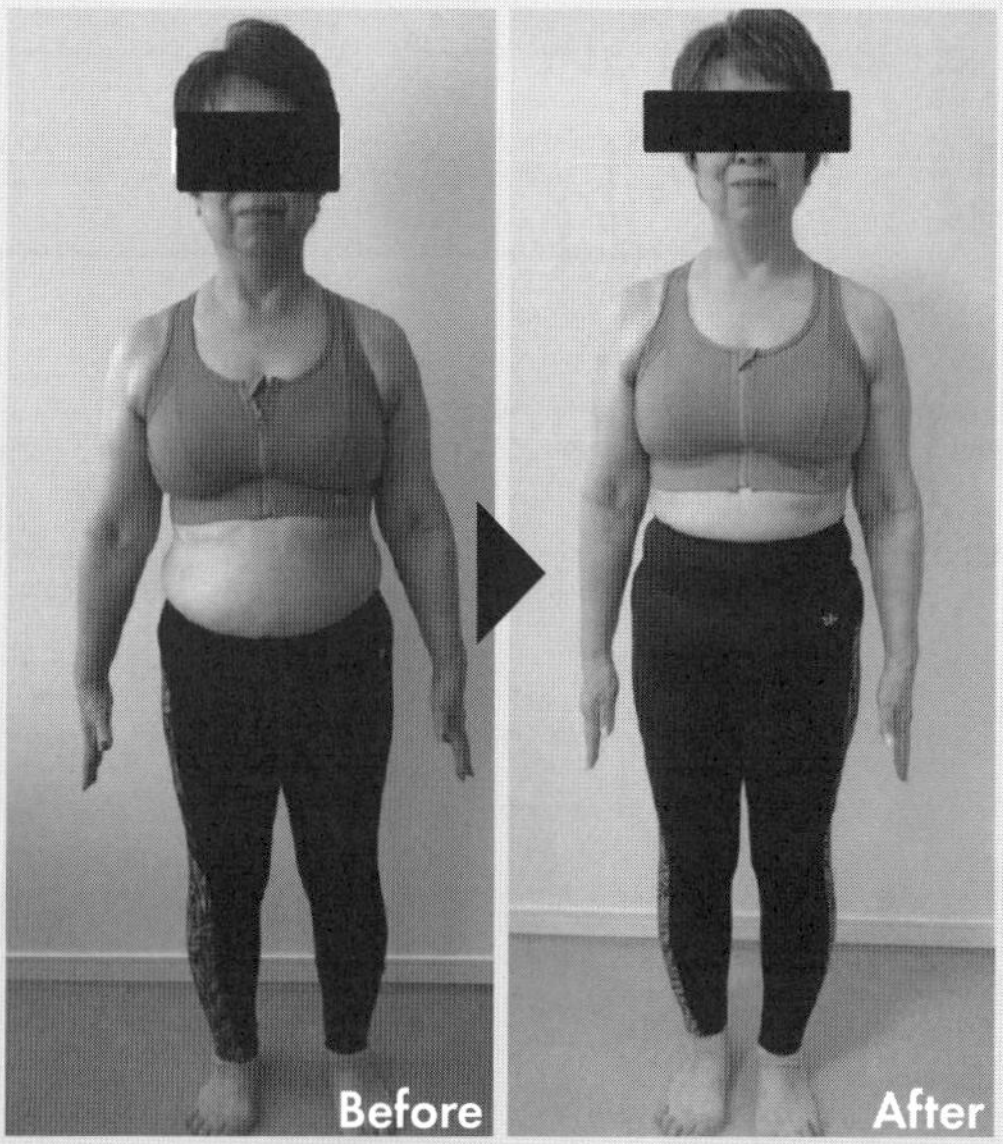
Before
After

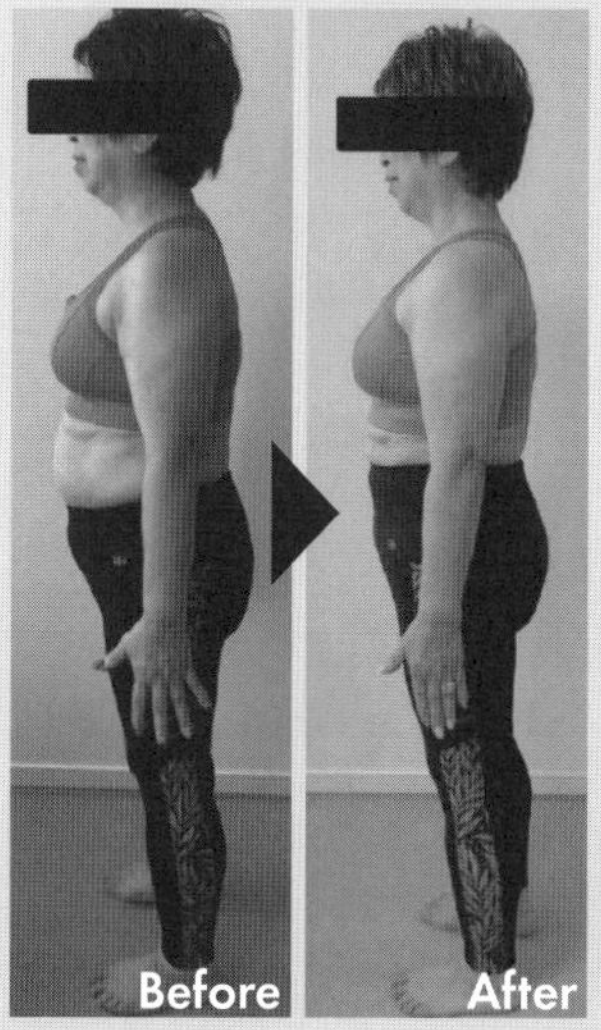
Before
After

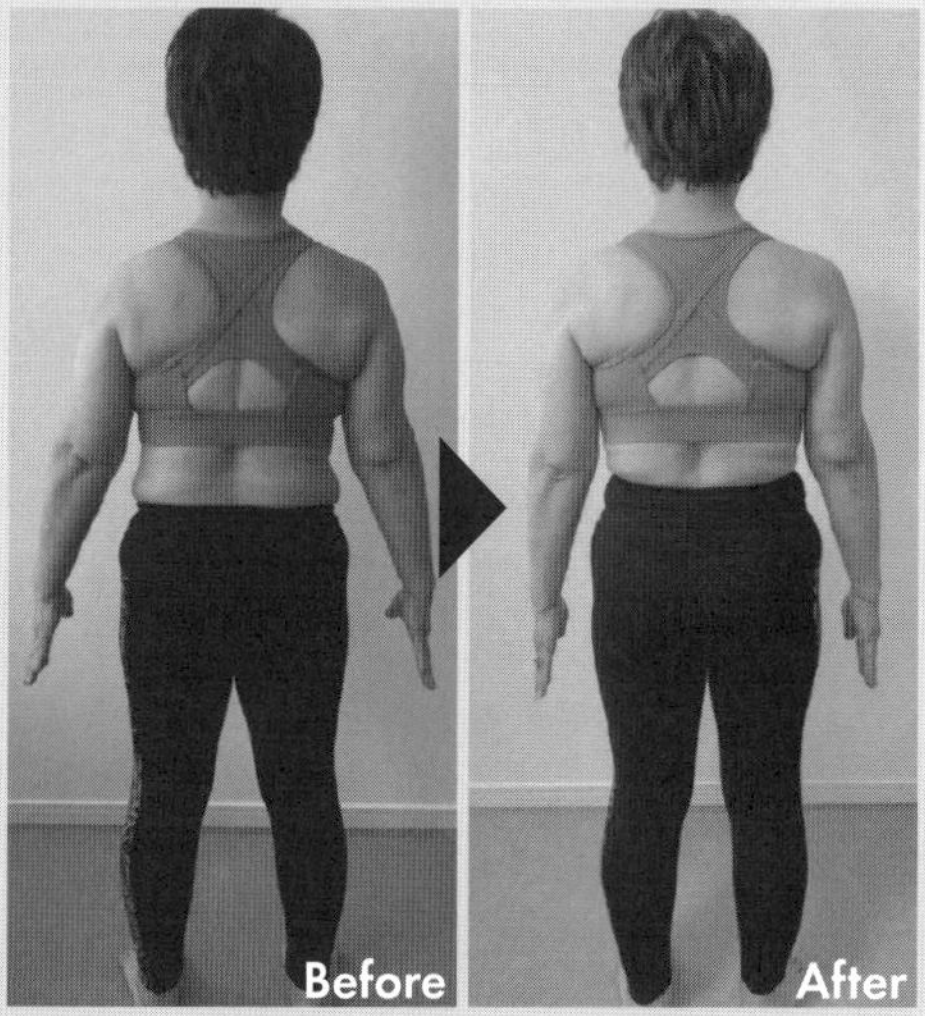
Before
After

症例３

精神的にも肉体的にも健康へ

【症例３　プログラム概要】

内　容： 呼吸法・イメージトレーニング・瞑想・ストレッチ・自重トレーニングを中心に、ファスティングと減食を組み合わせた１か月集中プログラム。

費　用： **30万円（税込）／自由診療**

目　的： 身体と心の健康改善、代謝向上、減量、美容効果、体質改善。

進め方：
- アプリと伴走サポートで実施。
- 初回は身体計測・写真撮影、各種トレーニングの説明と実施。
- クライアントの体力に応じたペース設定。
- 進捗確認を通してモチベーションを維持。
- 最終回には成果を共有し継続的な健康維持を推奨。

＜副作用＞

１．**排毒症状(デトックス)：** 初期の３日間に起こる可能性が高い。
- 症状：頭痛、めまい、眠気、背中の苦しさ、口臭など。
- **対策：** 天然塩を摂取、酵素を追加摂取、十分な休息。

２．**筋肉痛：** 特に背筋などを使用する運動で発生しやすい。
- **対策：** 無理をせずペースを調整。ストレッチを適宜取り入れる。

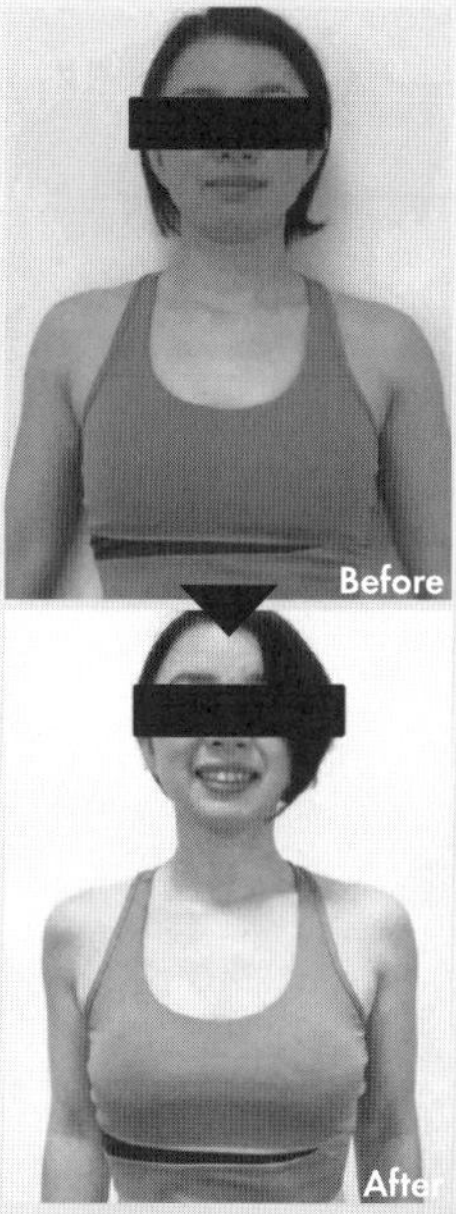
Before
After

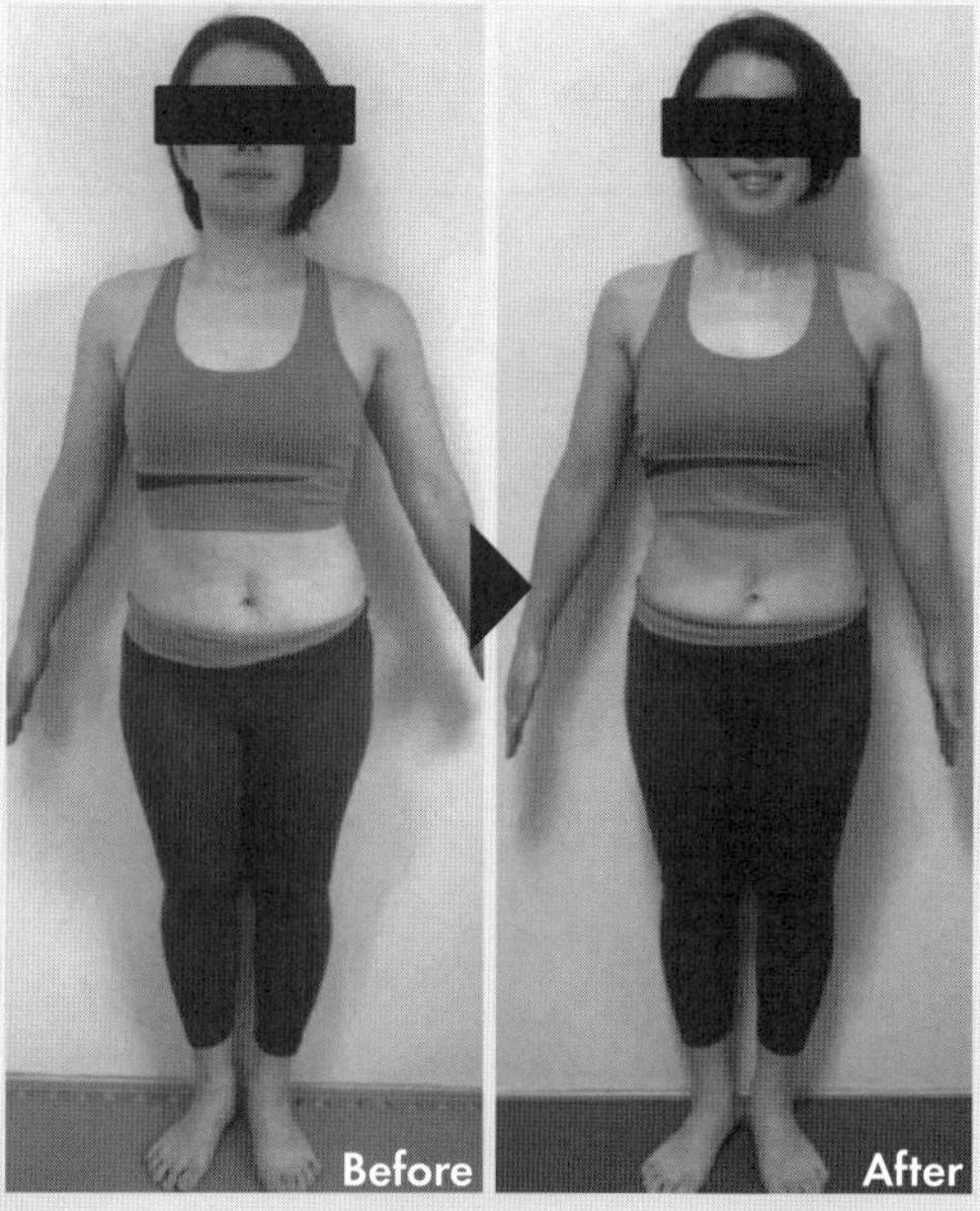
Before
After

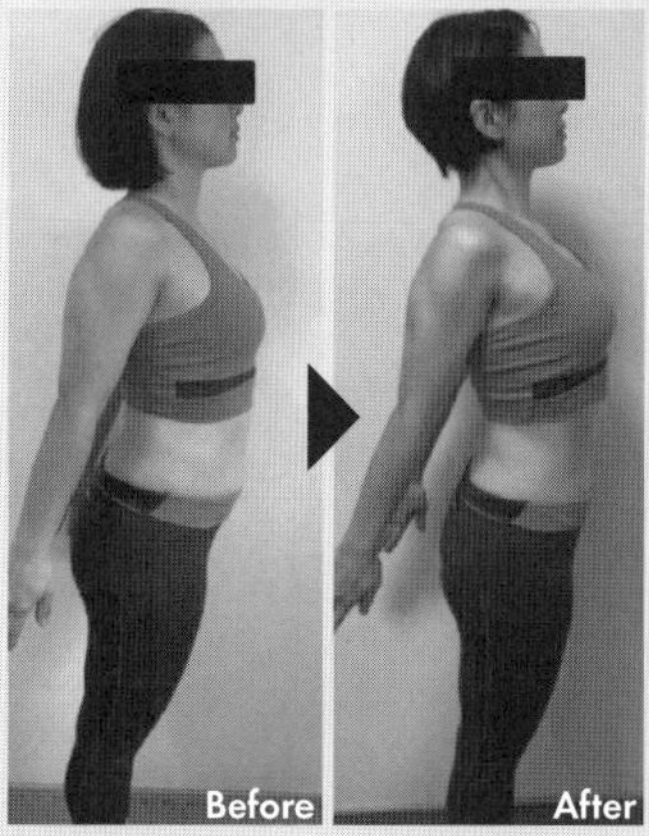
Before
After

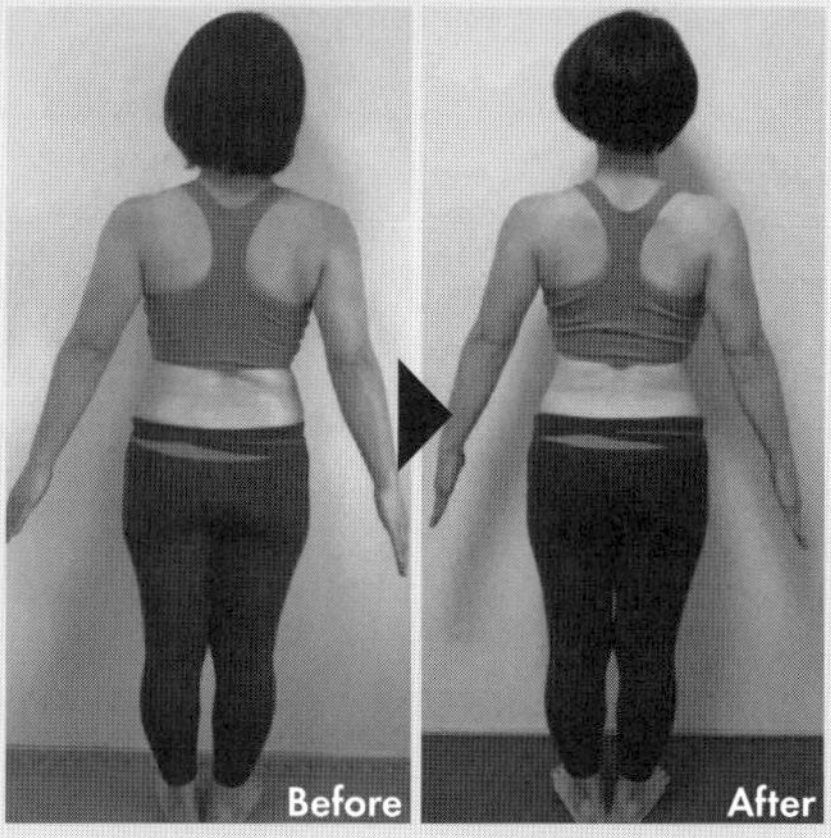
Before
After

症例４

１か月のファスティング体験で身も心も一新！

【症例４　プログラム概要】

内　容：呼吸法・イメージトレーニング・瞑想・ストレッチ・自重トレーニングを中心に、ファスティングと減食を組み合わせた１か月集中プログラム。

費　用：30 万円（税込）／自由診療

目　的：身体と心の健康改善、代謝向上、減量、美容効果、体質改善。

進め方：
・アプリと伴走サポートで実施。
・初回は身体計測・写真撮影、各種トレーニングの説明と実施。
・クライアントの体力に応じたペース設定。
・進捗確認を通してモチベーションを維持。
・最終回には成果を共有し継続的な健康維持を推奨。

＜副作用＞

１．**排毒症状(デトックス)：**初期の３日間に起こる可能性が高い。
・症状：頭痛、めまい、眠気、背中の苦しさ、口臭など。
・**対策：**天然塩を摂取、酵素を追加摂取、十分な休息。

２．**筋肉痛：**特に背筋などを使用する運動で発生しやすい。
・**対策：**無理をせずペースを調整。ストレッチを適宜取り入れる。

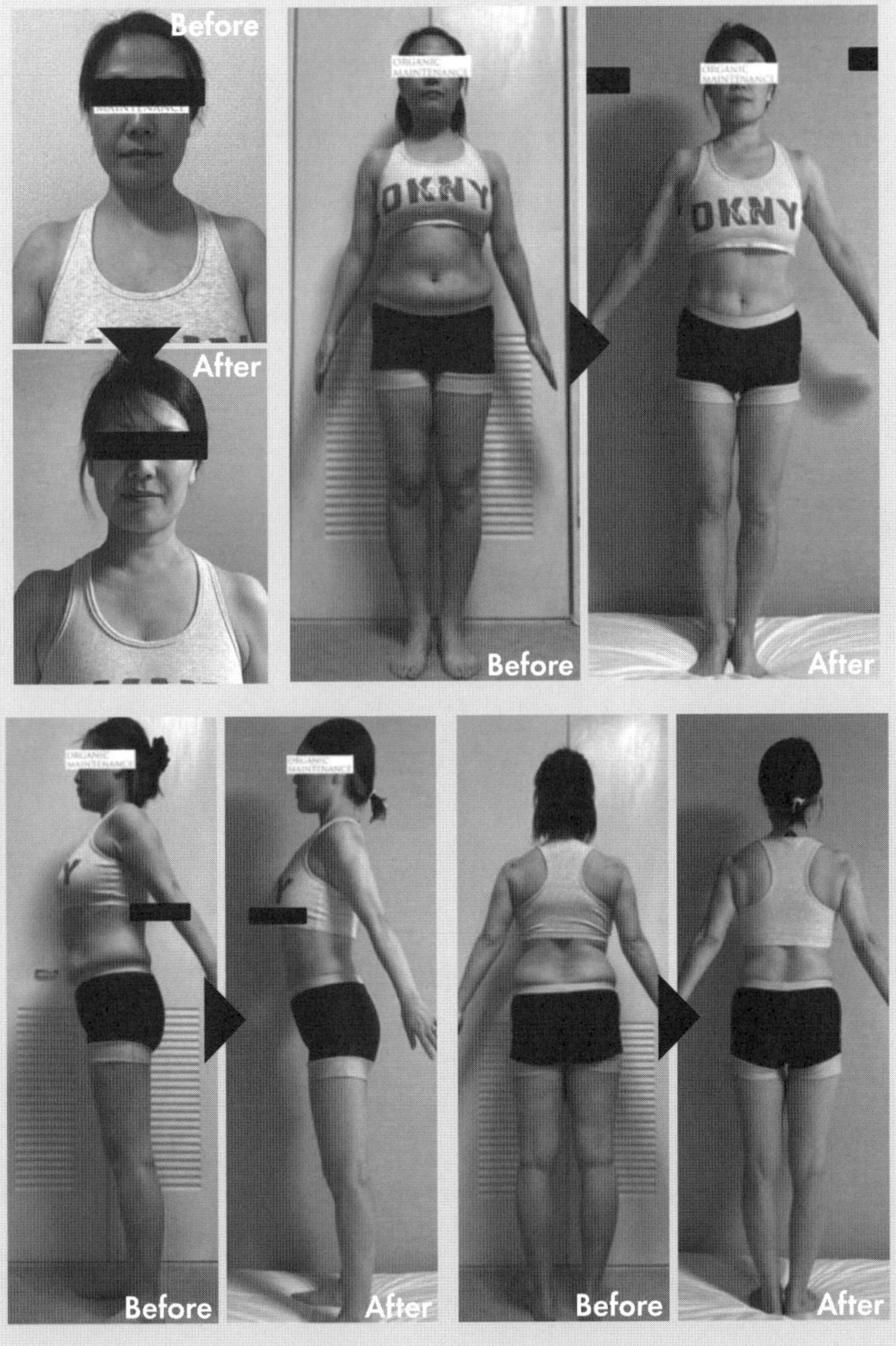
Before
After
Before
After
Before
After
Before
After

症例 5

1か月で考え方がポジティブに

【症例５　プログラム概要】

内　容：呼吸法・イメージトレーニング・瞑想・ストレッチ・自重トレーニングを中心に、ファスティングと減食を組み合わせた１か月集中プログラム。

費　用：30 万円（税込）／自由診療

目　的：身体と心の健康改善、代謝向上、減量、美容効果、体質改善。

進め方：・アプリと伴走サポートで実施。

・初回は身体計測・写真撮影、各種トレーニングの説明と実施。

・クライアントの体力に応じたペース設定。

・進捗確認を通してモチベーションを維持。

・最終回には成果を共有し継続的な健康維持を推奨。

＜副作用＞

１．**排毒症状（デトックス）：**初期の３日間に起こる可能性が高い。

・**症状：**頭痛、めまい、眠気、背中の苦しさ、口臭など。

・**対策：**天然塩を摂取、酵素を追加摂取、十分な休息。

２．**筋肉痛：**特に背筋などを使用する運動で発生しやすい。

・**対策：**無理をせずペースを調整。ストレッチを適宜取り入れる。

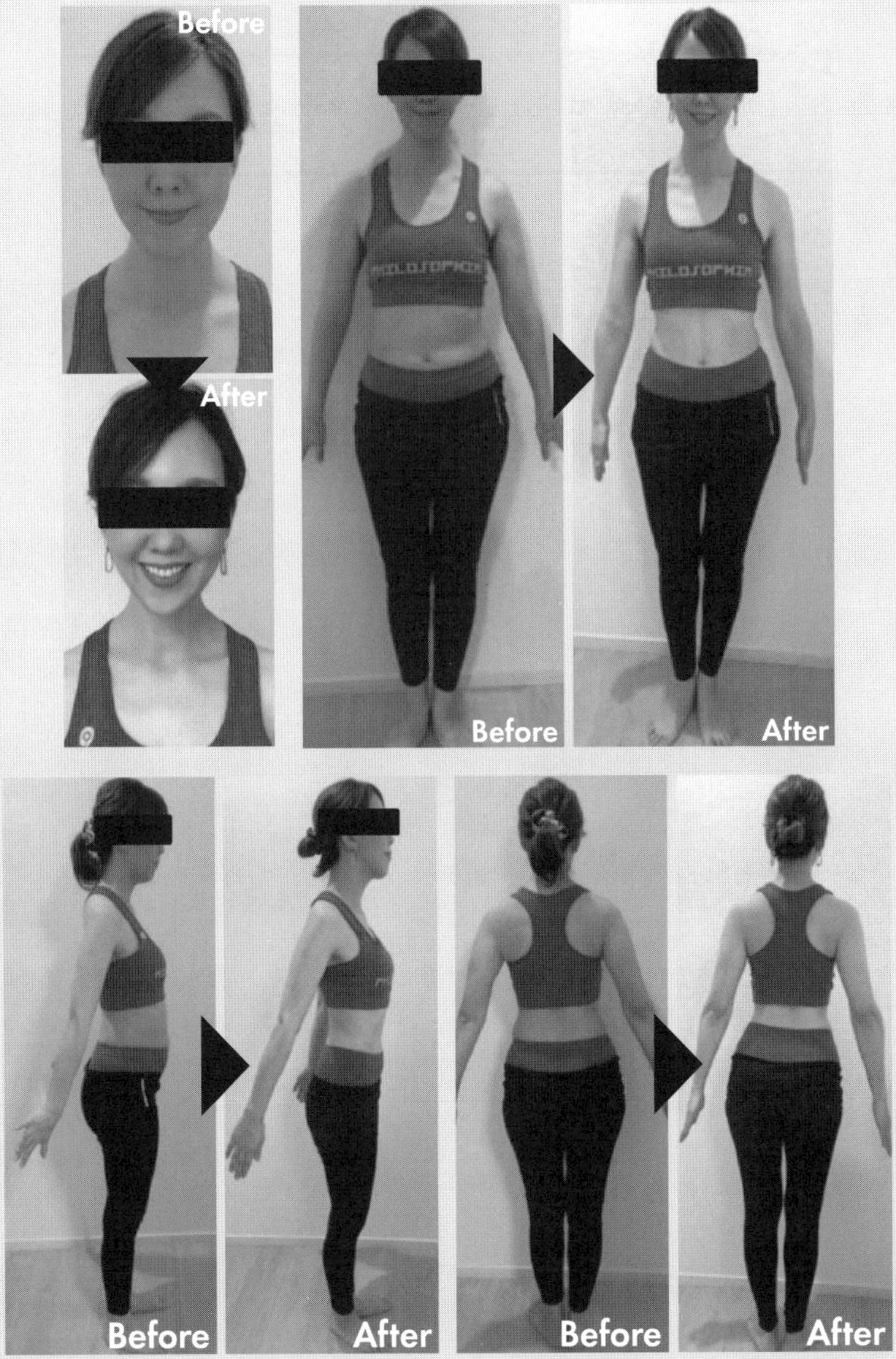
Before
After
Before
After
Before
After
Before
After

症例６

心身ともにスッキリできる

【症例６　プログラム概要】

内　容：呼吸法・イメージトレーニング・瞑想・ストレッチ・自重トレーニングを中心に、ファスティングと減食を組み合わせた１か月集中プログラム。

費　用：30 万円（税込）／自由診療

目　的：身体と心の健康改善、代謝向上、減量、美容効果、体質改善。

進め方：
- アプリと伴走サポートで実施。
- 初回は身体計測・写真撮影、各種トレーニングの説明と実施。
- クライアントの体力に応じたペース設定。
- 進捗確認を通してモチベーションを維持。
- 最終回には成果を共有し継続的な健康維持を推奨。

＜副作用＞

１．**排毒症状（デトックス）：**初期の３日間に起こる可能性が高い。
- 症状：頭痛、めまい、眠気、背中の苦しさ、口臭など。
- **対策：**天然塩を摂取、酵素を追加摂取、十分な休息。

２．**筋肉痛：**特に背筋などを使用する運動で発生しやすい。
- **対策：**無理をせずペースを調整。ストレッチを適宜取り入れる。

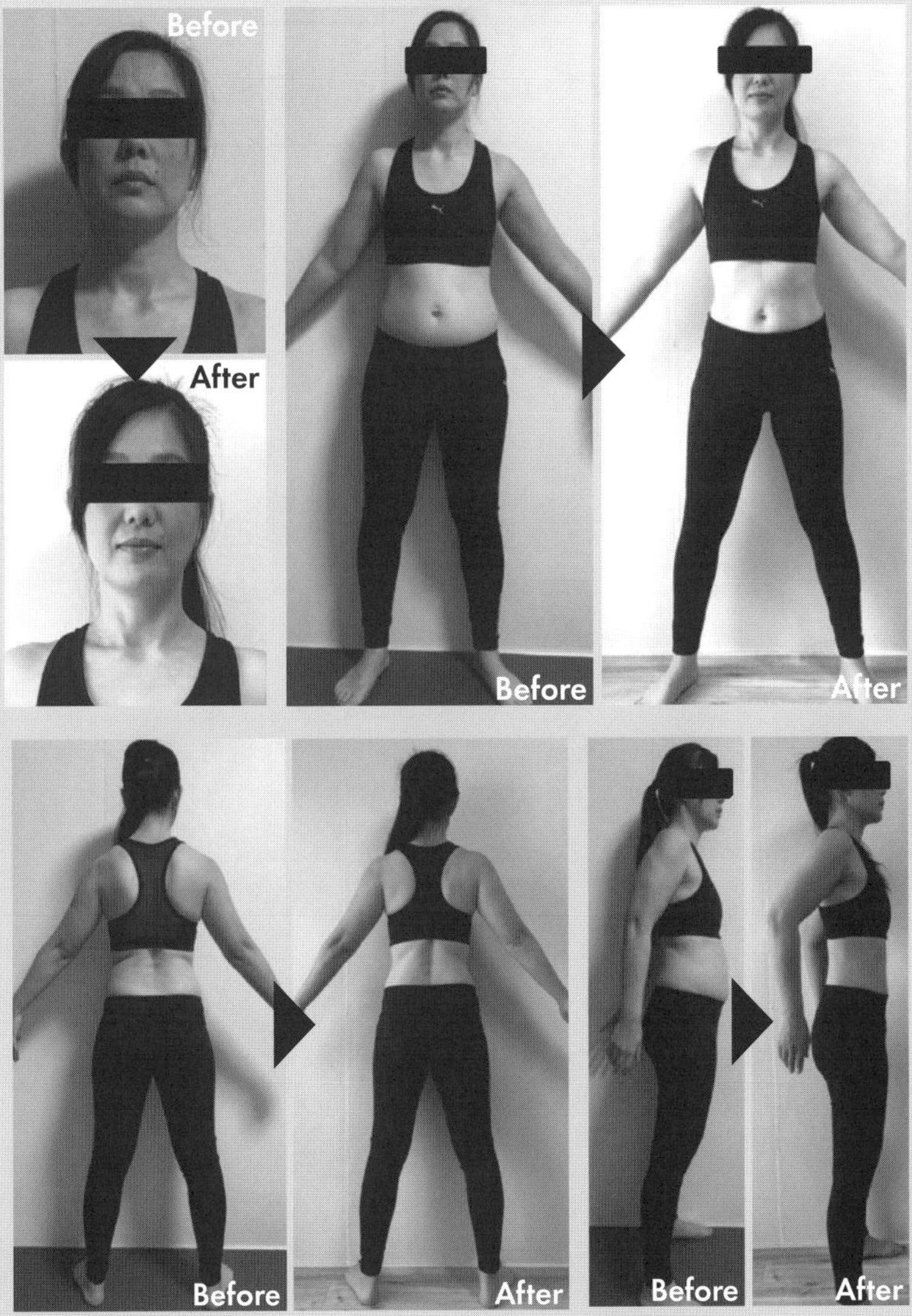
Before
After
Before
After
Before
After
Before
After

症例７

30 日プログラムで身心ともに若返る！

【症例７　プログラム概要】

内　容：呼吸法・イメージトレーニング・瞑想・ストレッチ・自重トレーニングを中心に、ファスティングと減食を組み合わせた１か月集中プログラム。

費　用：30 万円（税込）／自由診療

目　的：身体と心の健康改善、代謝向上、減量、美容効果、体質改善。

進め方：
・アプリと伴走サポートで実施。
・初回は身体計測・写真撮影、各種トレーニングの説明と実施。
・クライアントの体力に応じたペース設定。
・進捗確認を通してモチベーションを維持。
・最終回には成果を共有し継続的な健康維持を推奨。

<副作用>

１．**排毒症状（デトックス）：**初期の３日間に起こる可能性が高い。
・**症状：**頭痛、めまい、眠気、背中の苦しさ、口臭など。
・**対策：**天然塩を摂取、酵素を追加摂取、十分な休息。

２．**筋肉痛：**特に背筋などを使用する運動で発生しやすい。
・**対策：**無理をせずペースを調整。ストレッチを適宜取り入れる。

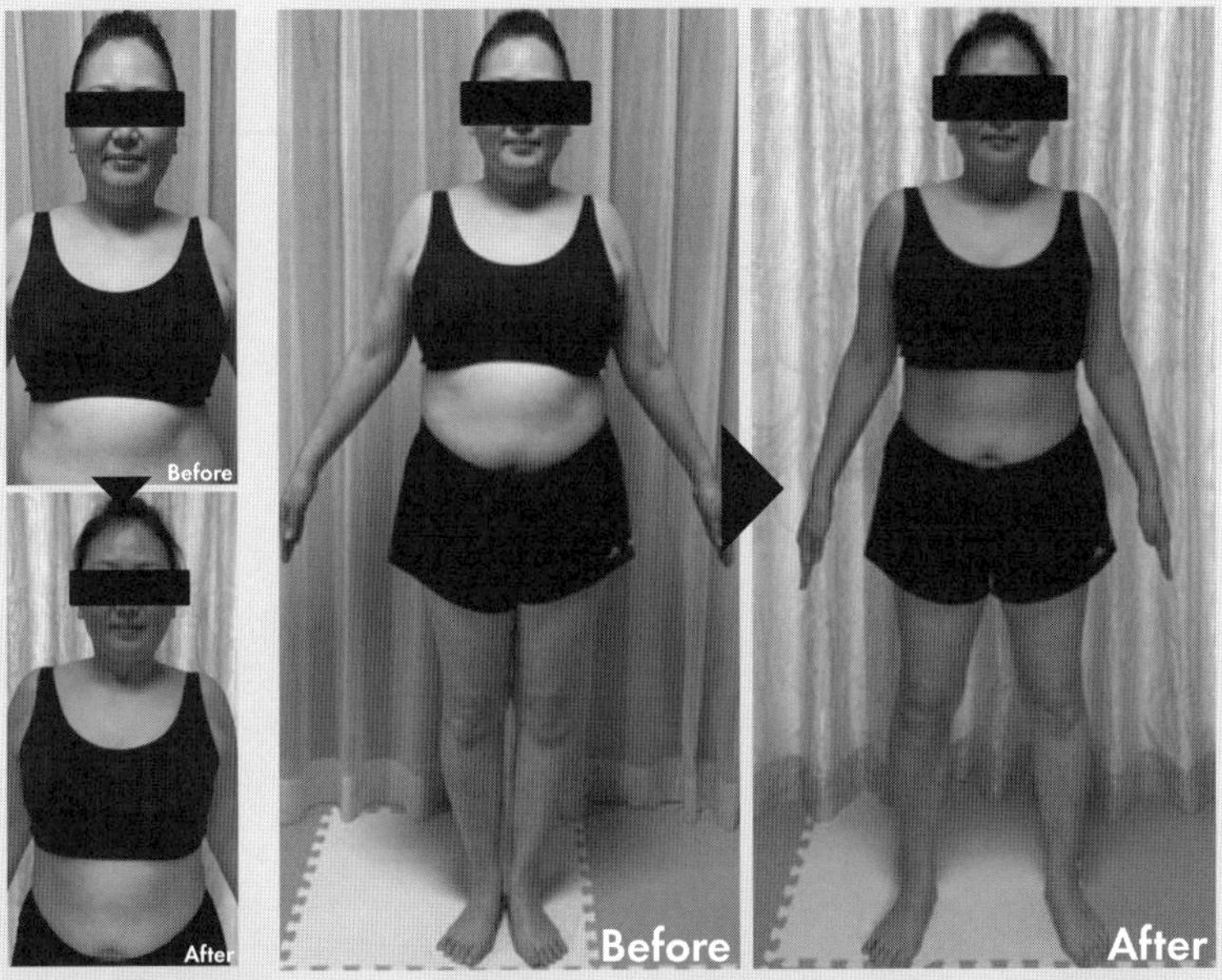
Before
After
Before
After

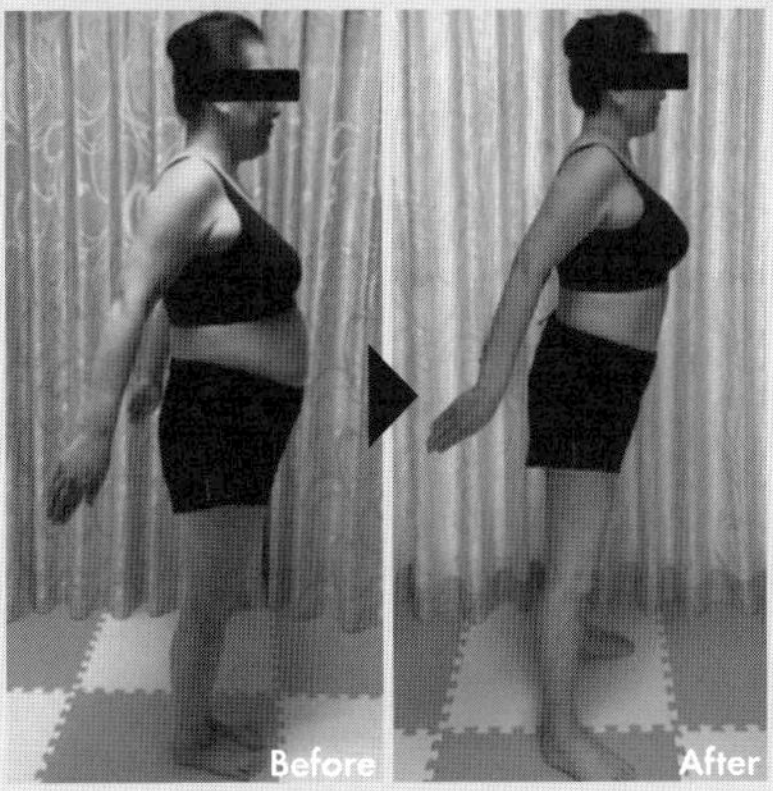
Before
After

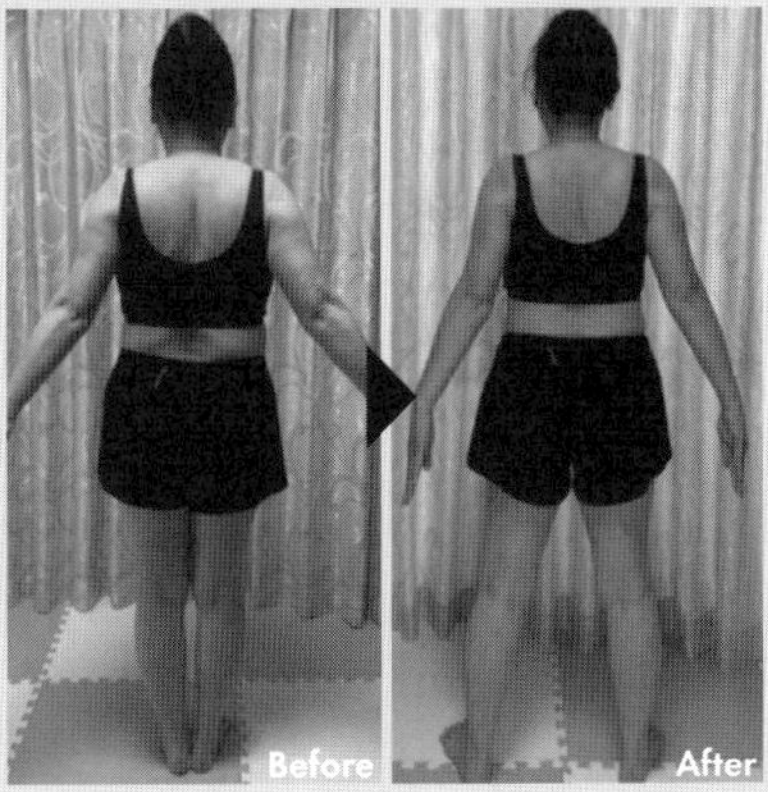
Before
After

症例 8

1か月で長年の体質も改善

【症例8　プログラム概要】

内　容：呼吸法・イメージトレーニング・瞑想・ストレッチ・自重トレーニングを中心に、ファスティングと減食を組み合わせた1か月集中プログラム。

費　用：30万円（税込）／自由診療

目　的：身体と心の健康改善、代謝向上、減量、美容効果、体質改善。

進め方：・アプリと伴走サポートで実施。
・初回は身体計測・写真撮影、各種トレーニングの説明と実施。
・クライアントの体力に応じたペース設定。
・進捗確認を通してモチベーションを維持。
・最終回には成果を共有し継続的な健康維持を推奨。

<副作用>

1．**排毒症状(デトックス)：**初期の3日間に起こる可能性が高い。
・症状：頭痛、めまい、眠気、背中の苦しさ、口臭など。
・**対策：**天然塩を摂取、酵素を追加摂取、十分な休息。

2．**筋肉痛：**特に背筋などを使用する運動で発生しやすい。
・**対策：**無理をせずペースを調整。ストレッチを適宜取り入れる。

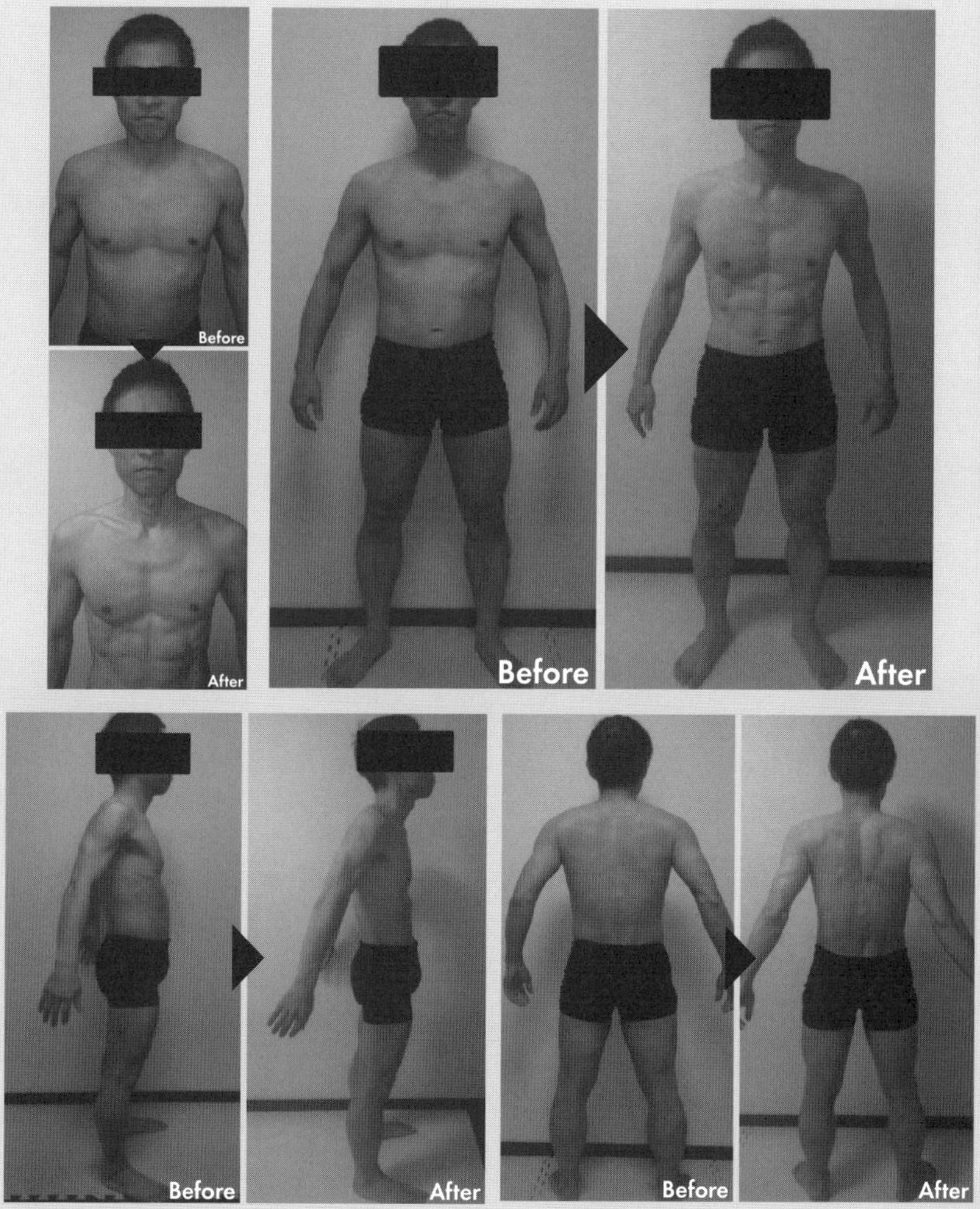
Before
After
Before
After
Before
After
Before
After

あとがき

体重のコントロールは、自分自身のメンタルのコントロール能力そのもの、と個人的には感じています。

実体験ですが、「マンジャロ」薬を用いたときに、明らかに食欲は落ち、断食しても空腹を感じることはありませんでした。また「エドルミズ」を用いると、食欲とやる気が湧き、いとも簡単に筋肉がつきました。

これら薬物を内服した際の精神状態を、薬物なしで自在に創造できれば体重のコントロールは副作用なく自在にできます。

本書は、それを実現させたシステムを科学的根拠と自らの経験をもとに綴りました。92キロで体脂肪率28パーセント、生物学的年齢58歳という私でしたが、3年後の現在では76キロ、体脂肪率18パーセント、生物学的年齢42歳を維持しています。

瞑想効果も大きいと思いますが、体力だけでなく記憶力も飛躍的に上がっています。

ぜひ多くの皆様に、同様の体験をしていただき、思い通りの人生を歩んでいただければと願っています。

薬物は最大３か月継続し、筋肉をつけたところで「生姜エクソソーム」にスイッチし、副作用を最小限に抑える投与に切り替えています。

私が実践した方法はすべて医学論文をもとにしており、成功率の極めて高いダイエット法です。

体重と体型を短期間で目標に近づけるだけでなく、健康的な若返りにつながります。さらに集中力・記憶力を飛躍的に伸ばします。

瞑想の究極の目的は、個々人の自己実現であり、「フローラダイエット」の最終目的と一致します。

ぜひとも、本システムを日々実践し、思い通りの人生を自在に歩んでいただければ幸いです。

本システムを用いた指導を第三者に実施することを希望する場合、「フローラ遺伝子カウンセラー養成講座」を受講することをお勧めいたします。

また、本治療を希望する方は、高輪クリニックグループにお問い合わせください。

最後まで本書を読んでいただき、心より感謝いたします。

お礼に「太る・やせる」を動かしている３つの遺伝子（スニップ）を希望の方にプレゼ

ントいたします。（ＱＲコードからお申し込みください）
（※ダイエット遺伝子検査を用いたフローラダイエット・カウンセリング料５５００円（約30分）はいただきます。）

遺伝子フローラ
インストラクター養成講座・
ダイエット遺伝子検査
お問い合わせ先

フローラダイエット治療に
関するお問い合わせ先

参考文献

・Shaalan A, et al.(2022).Alterations in the Oral Microbiome Associated With Diabetes, Overweight, and Dietary Components. Front Nutr. doi:10.3389/fnut.2022.914715. eCollection 2022.

・Ma X, et al. (2023) Extracellular vesicles derived from Porphyromonas gingivalis induce trigeminal nerve-mediated cognitive impairment. J. Adv. Res. https://doi.org/10.1016/j.jare.2023.02.006

・Elashiry M, et al.(2024) Oral Microbially-Induced Small Extracellular Vesicles Cross the Blood-Brain Barrier. Int J Mol Sci.25(8):4509. doi: 10.3390/ijms25084509.

・Sundaram K, et al.(2019) Plant-Derived Exosomal Nanoparticles Inhibit Pathogenicity of Porphyromonas gingivalis. iScience. 2019 Nov 22:21:308-327. doi: 10.1016/j.isci.2019.10.032.

〈日本語出版物の参考文献〉

・「運任せ」にしない子どもの育て方：「遺伝子」を知り、「腸内フローラ」を整えると、どんな子でも必ず伸びる！（陰山康成著／学研プラス）

・慢性の痛み・しびれ・めまい・耳鳴り　原因不明の病を治す（陰山康成著／パブラボ）

・口の中からはじまる医療革命：内科診療と歯科診療の和合が不調を改善させる！（陰山康成著／ビオ・マガジン）
・健康法に王道なし　遺伝子でわかるあなただけの処方箋（陰山康成著／パブラボ）
・「がん」は止められる（落谷孝広著／河出書房新社）

【植物エクソソーム】
・Cao Y, et al.(2022) Drug Value of Drynariae Rhizoma Root-Derived Extracellular Vesicles for Neurodegenerative Diseases Based on Proteomics and Bioinformatics. Plant Signal Behav. doi: 10.1080/15592324.2022.2129290.
・Qiu F, et al.(2023) Rgl-exomiR-7972, a novel plant exosomal microRNA derived from fresh Rehmanniae Radix, ameliorated lipopolysaccharide-induced acute lung injury and gut dysbiosis. Biomed Pharmacother. doi: 10.1016/j.biopha.2023.115007. Epub 2023 Jun 14.
・Liao, Q. et al.(2023) Natural exosome-like nanoparticles derived from ancient medicinal insect Periplaneta americana L. as a novel diabetic wound healing accelerator. J Nanobiotechnol 21, 169 (2023). https://doi.org/10.1186/s12951-023-01923-1
・Qiu FS, et al.(2023) Rgl-exomiR-7972, a novel plant exosomal microRNA derived from fresh Rehmanniae Radix, ameliorated lipopolysaccharide-induced acute lung injury and gut dysbiosis. Biomed Pharmacother. 2023 Sep;165:115007. doi: 10.1016/j.biopha.2023.115007. Epub 2023 Jun 14.

・Yoon YC, et al.(2022)Stimulatory Effects of Extracellular Vesicles Derived from Leuconostoc holzapfelii That Exists in Human Scalp on Hair Growth in Human Follicle Dermal Papilla Cells. Curr Issues Mol Biol. 2022 Feb 10;44(2):845-866. doi: 10.3390/cimb44020058.

・Görgens A, et al.(2022) Identification of storage conditions stabilizing extracellular vesicles preparations. J Extracell Vesicles. 2022 Jun;11(6):e12238. doi: 10.1002/jev2.12238.

【生姜エクソソーム】

・Zhang M, et al.(2016) Edible ginger-derived nanoparticles: A novel therapeutic approach for the prevention and treatment of inflammatory bowel disease and colitis-associated cancer. Biomaterials. 2016 Sep;101:321-40. doi: 10.1016/j.biomaterials.2016.06.018. Epub 2016 Jun 9.

・Teng Y, et al.(2018) Plant-Derived Exosomal MicroRNAs Shape the Gut Microbiota. Cell Host Microbe. 2018 Nov 14;24(5):637-652.e8. doi: 10.1016/j.chom.2018.10.001. Epub 2018 Oct 25.

・Sundaram K, et al.(2019) Plant-Derived Exosomal Nanoparticles Inhibit Pathogenicity of Porphyromonas gingivalis. iScience. 2019 Nov 22;21:308-327. doi: 10.1016/j.isci.2019.10.032. Epub 2019 Oct 21. Erratum in: iScience. 2020 Feb 21;23(2):100869. doi: 10.1016/j.isci.2020.100869.

・Teng Y, et al.(2021)Plant-derived exosomal microRNAs inhibit lung inflammation induced by exosomes SARS-CoV-2 Nsp12. Mol Ther. 2021 Aug 4;29(8):2424-2440. doi: 10.1016/j.ymthe.2021.05.005. Epub 2021 May 11.

・Man F, et al.(2021)The Study of Ginger-Derived Extracellular Vesicles as a Natural Nanoscale Drug Carrier and Their Intestinal Absorption in Rats. AAPS PharmSciTech. 2021 Jul 23;22(6):206. doi: 10.1208/s12249-021-02087-7. Erratum in: AAPS PharmSciTech. 2022 Aug 16;23(6):225. doi: 10.1208/s12249-022-02366-x.

・Mao Y, et al.(2021)A biomimetic nanocomposite made of a ginger-derived exosome and an inorganic framework for high-performance delivery of oral antibodies. Nanoscale. 2021 Dec 13;13(47):20157-20169. doi: 10.1039/d1nr06015e.

・Nemidkanam V, et al. Characterizing Kaempferia parviflora extracellular vesicles, a nanomedicine candidate. PLoS One. 2022 Jan 25;17(1):e0262884. doi: 10.1371/journal.pone.0262884.

・Yin L, et al.(2022)Characterization of the MicroRNA Profile of Ginger Exosome-like Nanoparticles and Their Anti-Inflammatory Effects in Intestinal Caco-2 Cells. J Agric Food Chem. 2022 Apr 20;70(15):4725-4734. doi: 10.1021/acs.jafc.1c07306. Epub 2022 Mar 9.

・Wongkaewkhiaw S, et al.(2022)Induction of apoptosis in human colorectal cancer cells by nanovesicles from fingerroot (Boesenbergia rotunda (L.) Mansf.). PLoS One. 2022 Apr 4;17(4):e0266044. doi: 10.1371/journal.pone.0266044.

・Kumar A, et al.(2021) miR-375 prevents high-fat diet-induced insulin resistance and obesity by targeting the aryl hydrocarbon receptor and bacterial tryptophanase (tnaA) gene. Theranostics. 2021 Feb 19;11(9):4061-4077. doi: 10.7150/thno.52558.

【ウコンエクソソーム】

・Nemidkanam V, et al.(2022)Characterizing Kaempferia parviflora extracellular vesicles, a nanomedicine candidate. PLoS One. 2022 Jan 25;17(1):e0262884. doi: 10.1371/journal.pone.0262884.

・Liu C, et al.(2022) Oral administration of turmeric-derived exosome-like nanovesicles with anti-inflammatory and pro-resolving bioactions for murine colitis therapy. J Nanobiotechnol 20, 206 (2022). https://doi.org/10.1186/s12951-022-01421-w

【アロエベラエクソソーム】

・Kim MK, et al. The Antioxidant Effect of Small Extracellular Vesicles Derived from Aloe vera Peels for Wound Healing. Tissue Eng Regen Med. 2021 Aug;18(4):561-571. doi: 10.1007/s13770-021-00367-8. Epub 2021 Jul 27.

●医道メディカル細胞培養センター

〒144-0033 東京都大田区東糀谷２丁目 11-18　１階

●国際和合医療学会

●バイオキングダム

●医道メディカル

（上記３軒共に）

東京都品川区東品川２丁目３番 12 号

シーフォートスクエア　センタービルディング　７階

●お問い合わせメールアドレス

seminar@bio-kingdom.com

●電話番号：03-6260-0071

高輪クリニックグループ一覧

●高輪クリニック

〒 108-0074

東京都港区高輪 4-23-6 ハイホーム高輪 201

●高輪和合クリニック

〒 108-0074

東京都港区高輪 4-22-10 小川商事ビル 2 階

●品川メディカルクリニック

品川区北品川 1–22–17 ニックハイム 109

●高輪医院銀座

〒 104-0061　東京都中央区銀座 6-12-12

サクラマークス GINZA612　8 階

●高輪アイランドクリニック

〒 906-0013 沖縄県宮古島市平良下里 535-5

セレブラム 2 階

●品川メディカルラボ

〒 140-0003

東京都品川区八潮 1-1-2　八潮中一ビル 2 階

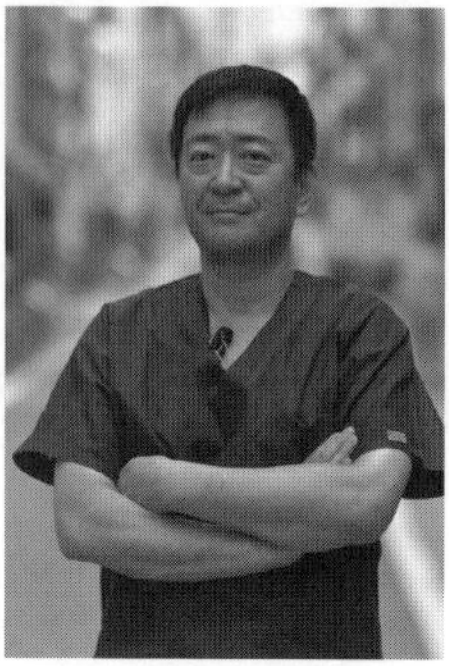

著者プロフィール

陰山 泰成（かげやま やすなり）

高輪医院銀座院長。

東海大学医学部客員教授。

岐阜県出身。医学博士。九州歯科大学卒、岐阜大学医学部大学院卒。医師・歯科医師のダブルライセンス・ドクター。

救命救急科、整形外科、歯科麻酔科を歴任。日本総合健診医学会専門医審議員・日本人間ドック学会専門医。高輪クリニックグループ代表。東京大学分子定量研医療連携、株式会社医道メディカル代表取締役社長。

YouTube
陰山チャンネル

お口《くち》とお腹《なか》のフローラダイエット

2025 年 3 月 1 日　初版第 1 刷発行
著　者　陰山泰成
発行者　友村太郎
発行所　知道出版
〒 101-0051 東京都千代田区神田神保町 1-11-2
天下一第二ビル 3F
TEL 03-5282-3185　FAX 03-5282-3186
https://chido.co.jp/
印　刷　ルナテック

ISBN978-4-88664-380-3